LIPOEDEEM
BEHANDELGIDS

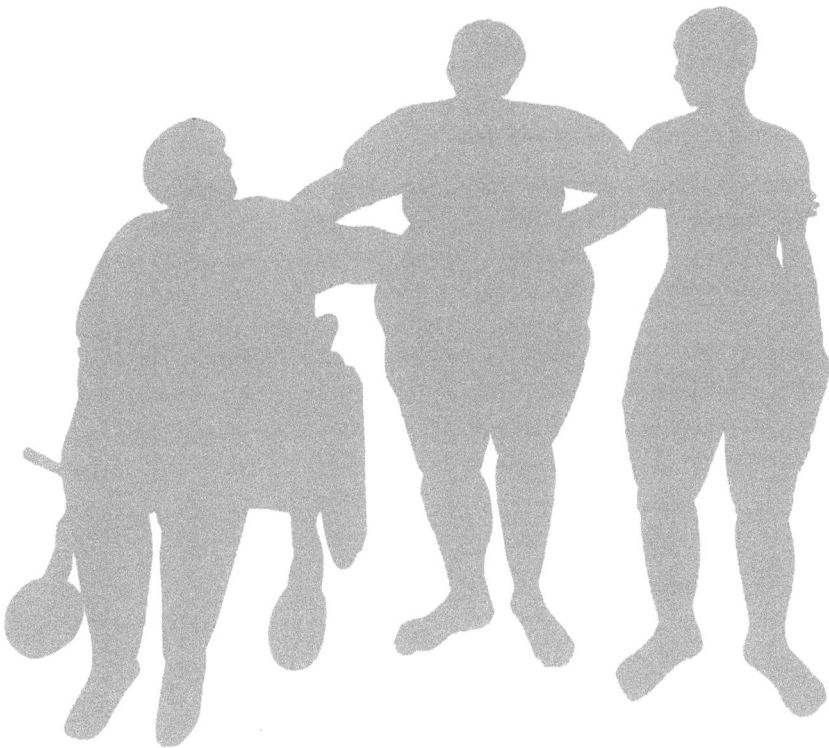

Advies van een gecertificeerd
limfoedeemtherapeut voor haar cliënten
met lipoedeem

Kathleen Lisson, CMT, CLT

Disclaimer en gebruiksvoorwaarden

Informatie in dit boek moet niet worden beschouwd als medisch advies. Uw vertrouwen op de informatie en de inhoud die u via deze publicatie heeft verkregen is geheel op uw eigen risico. Solace Massage & Mindfulness en de auteur zelf aanvaarden geen aansprakelijkheid of verantwoordelijkheid voor schade of letsel aan uw persoon of andere personen of aan eigendom voortvloeiend uit het gebruik van enig product, informatie, idee of instructie uit de inhoud of diensten geleverd middels dit boek. Vertrouwen op de informatie verkregen uit deze publicatie is geheel voor eigen risico. De auteur heeft geen financieel belang bij en geen vergoeding ontvangen van fabrikanten van producten of websites die vermeld worden in deze handleiding.

ISBN-13: 978-1-7328066-0-3

ISBN-10: 1-7328066-0-8

INHOUDSOPGAVE

METEEN BEGINNEN

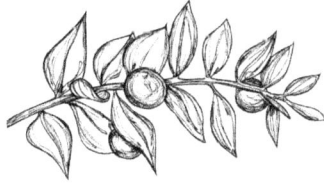

INTRODUCTIE

WAAROM HEB IK DIT BOEK GESCHREVEN?

We zijn verbonden met elkaar dankzij onze gezamenlijke zoektocht naar antwoorden op lipoedeem. Wellicht heb je net geleerd over lipoedeem, of misschien ken je deze vetweefselaandoening al jaren en ben je op zoek naar meer behandelopties.

In beide gevallen kan ik me voorstellen hoe frustrerend en onzeker je je nu misschien voelt. Lipoedeem is een aandoening die nog weinig bekendheid heeft in het medische circuit of bij het grote publiek, wat betekent dat de twee plaatsen waar wij normaal gesproken op steun en vertrouwen in moeilijkere tijden rekenen — de spreekkamer van de dokter en familie en vrienden thuis — vaak maar weinig help kunnen bieden wanneer het gaat om leven met lipoedeem.

Als gecertificeerd lymfoedeemtherapeut heb ik informatie over deze ontzettend ondergediagnosticeerde aandoening verzameld en gedeeld met individuen en gemeenschappen in heel San Diego. Om tot het grotere publiek door te breken, heb ik gebruik gemaakt van social media om tips te delen voor het verminderen van pijn en ontstekingen geassocieerd met lipoedeem.

Als ik iemand behandel met manuele lymfatische drainage-massage, hoor ik vaak veel over de zorgen die mijn cliënten zich maken. Veel mensen hebben recentelijk een operatie of ander letsel gehad en willen de zwelling reduceren, of leven al langer met lymfoedeem of lipoedeem en zijn op zoek naar een meer holistische benadering voor het verminderen van de symptomen. De opmerkingen die ik het meest hoor wanneer ik over lipoedeem praat is dat men "liever eerder had geweten wat er met het lichaam aan de hand was" en dat "het fijn zou zijn als dokters wisten wat lipoedeem was".

In dit boek deel ik mijn beste tips vanuit mijn eigen ervaringen als gecertificeerd lymfoedeemtherapeut, van presentaties tijdens de Fat Disorders Resource Society Conference, van mijn studie aan de Foldi Clinic in Duitsland en van de feedback die mensen met lipoedeem mij hebben gegeven in het kader van de behandelingen die het best voor hen hebben gewerkt. Veel van deze tips zijn wetenschappelijk onderbouwd en referenties hiernaar vind je achterin het boek.

Ik wil beginnen door je te vertellen over de effecten van lipoedeem. Daarna duiken we verder in de verschillende vormen van bestaande conservatieve behandelingen. Tot slot werpen we nog een blik op de verschillende soorten chirurgische interventies die er voor lipoedeem bestaan.

BELANGRIJKE INFORMATIE

De tips die besproken worden in dit boek zijn samengesteld door het beoordelen van verschillende wetenschappelijke studies en gepubliceerde literatuur op het gebied van lymfoedeem en lipoedeem, door het interviewen van experts en natuurlijk door te luisteren naar mensen die lijden aan lipoedeem. Niet iedere deskundige zal het met mijn tips eens zijn en nieuwe wetenschappelijke ontdekkingen maken dat bepaalde informatie in dit boek wellicht is verouderd wanneer je het leest. De auteur neemt geen verantwoordelijkheid voor enige gevolgen naar aanleiding van informatie uit dit boek gebruikt voor zelfzorg. Als je vragen hebt over het veilig toepassen van bepaalde technieken in dit boek, informeer dan bij je eigen dokter of plastische chirurg. Om volledig transparant te zijn: ik ben als trainer verbonden aan Tactile Medical, een bedrijf dat een van de in dit boek genoemde behandelingen voor lymfoedeem verkoopt.

Ik ondersteun niet en bemoedig het gebruik van de woorden "overgewicht" of "obesitas" niet aan, omdat dit stigmatiserend werkt voor mensen aan het hogere eind van het spectrum. Ik geloof in een natuurlijke diversiteit van lichaamsmaten en in het feit dat er van nature niets mis is met het hebben van een groter lichaam. Misschien heb ik deze woorden in eerder werk wel gebruikt, voordat ik me realiseerde hoe schadelijk dit is voor mensen met een groter lichaam. Ik gebruik deze woorden niet meer als op zichzelf staande termen. Als ik dat wel doe, zal ik dat verduidelijken door te verwijzen naar 'obesitas, zoals gedefinieerd door

BMI.'Er zullen momenten zijn dat ik websites of onderzoeken deel die deze woorden wel gebruiken. Ik wil duidelijk maken dat ik het gebruik van deze woorden niet onderschrijf. Daarnaast gebruik ik de term 'vet' alleen als neutrale omschrijving, niet als kleinerende. Ik zie het als een normaal bijvoeglijk naamwoord, net als lang, klein, of dun. Deze overtuigingen heb ik overgenomen van de Fat Acceptance beweging die al sinds 1967 actief is.

Ik geloof dat hoe meer we ons richting het accepteren van vet, hoe beter we vetweefselaandoeningen zullen begrijpen en hoe effectiever de behandelingen zullen zijn die we aan mensen met lipoedeem kunnen aanbieden.

Lipoedeem komt meestal voor bij mensen met een oestrogeendominantie, waardoor het meeste beschikbare materiaal over dit onderwerp is gericht op vrouwen. Dit betekent dat de vele bronnen zowel transmannen als non-binaire mensen, genderqueere mensen en gendervrije mensen buitensluiten, evenals de weinige cisgendere[1] mannen met lipoedeem. Tijdens het vormgeven van dit boek wilde ik zo goed mogelijk alle soorten van gender aanspreken. Je zal merken dat ik mijn best heb gedaan beschrijvingen vrij van gender te houden, tenzij ik specifiek citeer uit bepaald onderzoek. Helaas is het zo dat het meeste onderzoek nog wel gericht is op geslacht. Ik hoop dat je dit boek desondanks als een veilig naslagwerk beschouwt, waar je je ook bevindt op het genderspectrum.

Een verklarende woordenlijst van de vele medische termen die worden geassocieerd met lipoedeem kan gevonden worden in de publicatie "Lipedema: A Giving Smarter Guide."[2]

Veel van de bronnen die ik persoonlijk heb gesproken komen uit mij eigen omgeving, uit de buurt van San Diego, Californië, maar gelijkwaardige bronnen zijn beschikbaar zowel in andere delen van de Verenigde Staten als internationaal.

---

[1] Cisgendermensen zijn mensen die zich qua gender identificeren met het geslacht dat hen is gegeven tijdens de geboorte.

[2] http://www.milkeninstitute.org/publications/view/846

Een laatste woord over het gebruik van deze gids — het is een betoverend boek! Als je er klaar voor bent je in te zetten voor een veel comfortabeler leven met lipoedeem, zal je zien dat dit een boek is boordevol goede ideeën. Ontdek zelf wat het beste werkt voor jou — niet elke methode werkt voor elk lichaam. Als je echter bijzonder teleurgesteld bent in jouw medische zorgverlener, ervan overtuigd bent dat je van jezelf of je dokter geen hulp meer zal ontvangen of als je het geld en de tijd niet aan een behandeling kan besteden, dan zal ook dit boek helaas niet helpen. In dat geval spoor ik je aan om het door te geven aan een vriend of vriendin of om het te doneren aan je lokale bibliotheek.

> *Laad het schip en vaar uit. Niemand kan met zekerheid zeggen of het schip uiteindelijk zal zinken of de haven zal bereiken. Behoedzame mensen zullen zeggen: "ik doe niets, totdat ik het zeker weet." Handelaren weten wel beter. Als je niets doet, verlies je. Wees niet een van de handelaren die de oceaan niet durft te riskeren.*
>
> **— RUMI**

DEEL 1
LIPOEDEEM

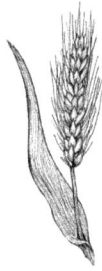

HOOFDSTUK 1

WAT IS LIPOEDEEM?

"Het lijkt alsof ik maar geen gewicht rondom mijn benen en billen kan kwijtraken, wat ik ook doe."

"Ik kan geen goede kleding vinden om te dragen — ik heb boven en onder een andere maat."

"Mijn familie vertelt me dat ik de benen van mijn oma heb."

Heb jij of een van je naasten ooit zulke gedachten gehad? Zo ja, dan is het een goed idee om meer te leren over lipoedeem, een chronische, progressieve en pijnlijke vetweefselstoornis die waarschijnlijk ongeveer tien procent van de vrouwelijke populatie in Amerika treft. Lipoedeem is voor het eerst beschreven in 1940 door artsen Allen en Hines van de Mayo Clinic. Zij maakten onderscheid met de ziekte van Dercum, een syndroom dat gekenmerkt wordt door pijnlijke groei van het vetweefsel onder de huid[3]. Nu, bijna 80 jaar later, wordt deze afwijking vaak verward met 'obesitas' zoals gedefinieerd door BMI en is het nog steeds een onbekende term in de medische wereld.

Zoals ik al eerder zei, ik ondersteun niet en bemoedig het gebruik van de woorden 'overgewicht' of 'obesitas' niet aan, omdat dit stigmatiserend werkt voor mensen aan het hogere eind van het gewichtsspectrum. Als ik deze woorden gebruik, zal ik ze verduidelijken door te zeggen 'obesitas, zoals gedefinieerd door BMI.'

Voor veel mensen begint pijnlijk lipoedeemvet (wat niet hetzelfde is als normaal, gezond vetweefsel) vaak rond de billen, dijen en kuiten en tijdens de puber-tijd. Uit de Lipoedema UK Big Survey, een onderzoek gericht op vrouwen in Engeland, bleek dat bij 46% van de vrouwen met symptomen van lipoedeem de eerste tekenen zichtbaar werden in de puberteit.[4] Het krijgen van kinderen en de menopauze zou ook in een toe-name van dit type vet, dat extreem resistent is tegen

---

[3] Allen & Hines, 1940

[4] Fetzer & Fetzer, 2016

diëten en sporten, kunnen resulteren. Waar sommige mensen tijdelijk gewicht kunnen kwijtraken door te diëten en te sporten, kunnen mensen met lipoedeem op deze manier absoluut niet van hun vetweefsel afkomen.

Alleen al deze ontdekking is voor veel mensen die hun leven lang belachelijk zijn gemaakt omdat ze 'dik' waren een openbaring. Onze cultuur vertelt ons dat er voor afvallen simpele oplossingen zijn, dat met doorzettingsvermogen, minder eten en meer sporten alles kan worden bereikt. Echter vertelt onderzoek ons dat er "weinig draagvlak is voor het idee dat diëten leidt tot een blijvend gewichtsverlies of tot gezondheidsvoordelen."[5]

Nogmaals: lipoedeem is enorm resistent tegen diëten en afvallen. Miljoenen mensen in Amerika en in andere plaatsen over de hele wereld lijden al sinds hun kinderjaren aan deze pijnlijke vetafzetting in hun onderlichaam die maar niet reageert op enige vorm van crashdiëten of de meest actuele trainingsschema's. Veel te vaak is het advies van zorgverleners, vrienden

---

[5] Mann et al., 2007

die het goed bedoelen en familie om gewoon "beter je best te doen." Wanneer mensen met lipoedeem hen nauwkeurige en gedetailleerde voedingsdagboeken tonen waarin ze hun eten wegen en meten, wordt er met ongeloof naar gekeken. Tot een decennium geleden. Dankzij een fanatieke en toegewijde groep mensen met lipoedeem is er nu meer bekendheid over deze vetweefselstoornis.

Uit de Lipoedema UK Big Survey blijkt dat de gemiddelde leeftijd waarop iemand wordt gediagnosticeerd 44 jaar is. Veel mensen die op de enquête hadden gereageerd, meldden dat "de medische professionals afwijzend tegenover de diagnose stonden en dat hun lipoedeem vaak gezien werd als gevolg van overtollig gewicht, een slecht dieet of gebrek aan inspanning." Eén deelnemer vertelde dat "zoveel mogelijk jonge meisjes moeten weten dat dit bestaat, zodat ze hun leven niet weggooien door schuld en haat." Een andere deelnemer zei dat "opeens als patiënt gezien te worden met een ziekte voor mij niet alleen een enorm verschil maakte – het gevoel van mijn eigen lichaamstoestand de baas te kunnen zijn, heeft ervoor gezorgd dat ik in misschien wel voor het eerst in 45 jaar mijn lichaam op een andere manier begon te zien."[6]

Voordat we duiken in de wereld van wetenschap en therapie, is het misschien goed om ons heel even te realiseren hoe het zou voelen om erachter te komen dat lipoedeem — een pijnlijke vetweefselstoornis die je misschien onzeker, beschaamd, lelijk, geïsoleerd, lui of niet goed genoeg laat voelen — niet jouw schuld is. Weten dat er een medische reden is waarom het lichaam is zoals het is, geeft veel mensen een gevoel van rust.

Deze kennis kunnen we eer aandoen met een oefening van Rick Hanson, genaamd H.E.A.L. (in het Nederlands: H.V.A.V.).

Hansons stappen zijn Have, Enrich, Absorb en Link (in het Nederlands: Hebben, Verrijken, Absorberen en Verbinden).[7]

---

[6] Fetzer & Fetzer, 2016

[7] Fetzer & Fetzer, 2016

Have (hebben): Realiseer je dat de pijnlijke symptomen worden veroorzaakt door lipoedeem; een aandoening die in de medische literatuur wordt erkend, maar misschien nog niet door jezelf. Dat is niets om je voor te schamen, je hebt niets verkeerd gedaan. Ken je het gevoel — dat kleine innerlijke stemmetje dat het achteraf dus toch bij het rechte eind had? Je intuïtie klopte, je was niet lui en je deed ook niet te weinig moeite. Het is goed om je lichaam te kennen en het niet te verraden.

Met deze kennis in het achterhoofd werken we dit boek door. Ik blijf je er graag aan herinneren je eigen intelligentie te gebruiken om zo de beste methodes voor jouw eigen lichamelijke gezondheid en welzijn te kiezen. De tijd van onwetende, misleidende vreemdelingen die je vertellen dat het tussen je oren zit, is voorbij. Ik nodig je uit om op zijn minst een van de ideeën in dit boek te proberen als deze goed en fijn voelen voor dat stemmetje in je hoofd. Zoals lichaamsbeeldadvocaat Jes Baker zegt: "accepteren dat intuïtie verstand zou moeten vervangen is angstaanjagend.

Kwetsbaarheid is angstaanjagend. Maar ik heb gehoord dat het de beste manier is om te helen."[8]

Enrich (verrijken): Dit is het leuke deel! Geef jezelf een volle 30 seconden tot een minuut om even volledig je innerlijke geweten te ervaren. Hoe voelt het in je lichaam, in je vingers en tenen, om te weten dat je innerlijke wijsheid goed is en dat je een wijze verzorger bent van je lichaam? Geniet en koester dit gevoel.

Absorb (absorberen): Nu is het tijd om deze gevoelens en ervaringen eens even goed te laten bezinken. Sommige mensen beelden zich graag in dat deze twee dingen van boven op het hoofd naar beneden druipen als warme honing of als de warme omhelzing van een heet bad.

Link (verbinden): Wanneer je voelt dat je er klaar voor bent, is de vierde stap de positieve ervaring koppelen aan de zachte, tedere plek in je ziel waar je bent geraakt en boos bent. Een manier om dat te doen is door de positieve ervaringen naast de negatieve ervaringen van onbegrip en veroordeling te laten bestaan.

---

[8] Baker, 2018

Meer over het H.E.A.L. proces kunt je vinden in het boek "Hardwiring Happiness" van Rick Hanson.[9] Tara Brach leidt ons tevens door een paar van de stappen in haar video "Tara Talks—Reflection: Installing a Beneficial Mind-State."[10]

Er is geen pil of operatie die lipoedeem onmiddellijk kan genezen, maar juist door het verzamelen van een team van experts, vrienden en geliefden die je begrijpen en die om je geven, wordt leven met lipoedeem een stuk makkelijker. En ik zit in dat team! Als mijn tips je helpen en je iemand kent die behoefte heeft aan een dergelijk zorgteam, dan is het aanbevelen van dit boek een goede eerste stap. Meer middelen staan op mijn website, LipedemaTreatmentGuide.com.

Hoe ziet lipoedeem eruit?

Volgens het boek "Lipedema: An overview for clinicians" is lipoedeem een woord dat gebruikt wordt om een vetweefselstoornis te omschrijven die gekarakteriseerd wordt door overtollig vet wat zich ophoopt in

---

[9] Hanson, 2013

[10] https://youtu.be/Gy7uVgyFgTk

het onderste lichaamsdeel, met uitzondering van de voeten. Mensen met lipoedeem hebben een peer-vormig lichaam, waarbij het onderlichaam veel groter lijkt dan het bovenlichaam; het ziet er bijna uit alsof de bovenste helft niet past bij de onderste. Vaak zijn de voeten niet aangetast — na de dikke enkels stopt het abrupt en geeft het de benen een pantalon-achtige uitstraling. Lipoedeem kan ook in de armen voorkomen en in sommige gevallen zelfs in het hele lichaam, waaronder zelfs bovenop het hoofd! Als een persoon met lipoedeem tijdelijk afvalt door te diëten, zal het meeste gewichtsverlies plaatsvinden in het boven-lichaam, waardoor het onderlichaam nog zwaarder lijkt.[11]

Hoe voelt het om lipoedeem te hebben?

Leugenaar. Dikzak. Kluns. Mietje.

Dit zijn de vier woorden die lipoedeempatiënt Sandra Hall gebruikte om aan te tonen hoe mensen haar altijd omschreven. Deze woorden kunnen ook nuttig

---

[11] Dayan et al., 2017

zijn om de ervaringen van leven met lipoedeem te beschrijven.

Wanneer er vervolgens gekeken wordt naar de zorgvuldig gedocumenteerde voeding en sportlogboeken van iemand met lipoedeem, wordt er maar al te vaak door medische professionals gezegd dat ze liegen.

De ongewoon eenzijdige manier waarop lipoedeemvet het lichaam tekent, maakt dat het zelden kan worden gemaskeerd door kleding. Het gevolg is dat vrouwen met deze aandoening al snel bespot worden vanwege hun lichaamsmaat of –vorm.

Lipoedeemvet kneust daarentegen makkelijk, waardoor het lijkt alsof een kind of volwassene met lipoedeem een ongecoördineerde kluns is vol blauwe plekken.

Tot slot, lipoedeemvet is pijnlijk. Andere mensen gaan er al snel vanuit dat de persoon met lipoedeem alleen maar aan het klagen is over druk of oefeningen en daardoor al snel het label 'mietje' aan iemand met lipoedeem geven.[12]

---

[12] Hall, 2018

Sandra Hall heeft gelijk — leven met lipoedeem kan zowel fysiek als emotioneel erg zwaar zijn. Het aangetaste gebied doet pijn wanneer er druk op wordt uitgeoefend en de benen zijn vatbaar voor blauwe plekken. De benen kunnen daarnaast zwaar en zwak aanvoelen en er kan sprake zijn van algehele vermoeidheid. Dr. Karen Herbst geeft aan dat "een toename in hyaluroonzuur en water het lipoedeemvet een stijve structuur geeft, vergelijkbaar met gelatine, en dat de benen daardoor zwaar aanvoelen."[13]

De huid van de benen kan glad aanvoelen, maar onderliggend weefsel kan ook knobbelig zijn en op een zitzak lijken. In extreme gevallen kan het zelfs aanvoelen als de buitenkant van een walnoot. De zitzaktextuur komt van "hagelgrote, harde, gecalcificeerde, onderhuidse knobbels die het resultaat zijn van vetnecrose in de aanwezige bindweefselstoornis."[14] Als de ziekte van Dercum ook aanwezig is, zal de persoon ook pijnlijke vetknobbels of lipomen onder de huid kunnen krijgen. In vergevorderde stadia kan

---

[13] Herbst, z.d.c

[14] Herbst et al., 2015

de huid de textuur krijgen van een sinaasappelschil of een matras. Dr. Herbst schrijft dat "de data doet vermoeden dat het vasculaire en lymfatische systeem bij lipoedeem en de ziekte van Dercum beide disfunctioneel zijn en dat prelymfe langer in het weefsel achterblijft, waardoor vet kan groeien en het typische zitzakgevoel in het vet ontstaat."[15]

De huid zelf kan koud voelen bij aanraking. Ruim 83% van de mensen die gereageerd hadden op de Lipoedema UK Big Survey verklaarden dat "de huid op hun benen NIET dezelfde kleur en temperatuur had als de huid op de rest van het lichaam."[16] Dit maakt dat warm blijven lastiger kan zijn voor mensen met lipoedeem dan voor andere mensen in dezelfde kamer.

Andere interessante feitjes over mensen met lipoedeem

Onderzoek heeft nog geen genetische link met lipoedeem gevonden. Echter verklaarde 74% van de mensen uit de Lipoedema UK Big Survey dat "zij

---

[15] Herbst, 2012

[16] Fetzer & Fetzer, 2016

vermoedden dat andere familieleden ook lipoedeem hebben (gehad) zonder daarvoor te zijn gediagnosticeerd."[17]

Het boek "Lipedema: An overview for clinicians" is een geweldig hulpmiddel om te delen met je arts. Het bevat gedetailleerde informatie over de verschijnselen en symptomen van lipoedeem. Laten we die eens in meer detail bespreken.

Blauwe plekken: Mensen met lipoedeem krijgen gemakkelijk blauwe plekken.

Mobiliteit en pijnlijkheid: Lipoedeemvet kan iemands vermogen om makkelijk en comfortabel te lopen aantasten doordat het lipoedeemweefsel zich verzamelt in een massa onder de knie. Dit vult de sulcus retromalleolus bij de achillespees en creëert zo mediaal van de knie en lateraal van de malleolus een vetkwab. Mensen met lipoedeem lopen daardoor verhoogd risico op het krijgen van X-benen (genu valgum) of

---

[17] Fetzer & Fetzer, 2016

platvoeten (pes planus).[18] Dr. Josef Stutz bemerkt ook dat zijn cliënten lage rugpijn ervaren.[19]

Beginleeftijd: er is mogelijkerwijs een hormonale component, aangezien de symptomen vaak verergeren in de puberteit, het gebruik van anticonceptie, zwangerschap en menopauze.

Wat gebeurt er precies met mijn benen waardoor ze er zo uitzien?

Artsen weten het niet zeker, maar Dr. Herbst geeft op haar webpagina "Lipoedeem" een goede beschrijving van wat zij denkt dat er gebeurt.[20] Op basis van onderzoek gepresenteerd op de Fat Disorders Resource Society (FDRS) Conference van 2018, vermoeden onderzoekers dat vocht zich ophoopt in het vetweefsel om de volgende redenen:

▶ Het weefsel breidt zich makkelijker uit

▶ Er is meer microvasculaire schade

---

[18] Dayan et al., 2017

[19] Stutz, 2018

[20] http://www.lipomadoc.org/lipedema.html

▶ Er is lymfatische overvloed, disfunctie en/of lymfatische vaatschade

▶ Het interstitiële orgaan is vergroot.

De bloedvaten vanaf onder de taille zijn worden het sterkst beïnvloed door de zwaartekracht. Daarom heeft lipoedeem de neiging om zich als eerst in dat gebied van het lichaam te manifesteren.

Gedurende mijn tijd in de Advanced Lipoedema Therapy Class in de Foldi Clinic in Hinterzarten, Duitsland, had ik het genoegen om te leren van Professor Etelka Foldi hoe lipoedeem zich vormt. Lees haar artikel "Facts about lipoedema and lymph/lipoedema" hier: http://www.woundsinternational.com/media/other-resources/_/1070/files/content_207.pdf en bekijk ook haar video waarin ze uitleg geeft over lipoedeem en de Streeten-test: https://youtu.be/eVMY-rjCfihs.

In de presentatie "MRI Tools to Diagnose and Evaluate Mechanisms of Lipedema" deelt Rachelle Crescenzi, PhD, Vanderbilt University, haar conclusie dat mensen met lipoedeem een hoger weefselnatriumgehalte en een hogere vet-waterratio hebben dan mensen zonder lipoedeem.[21]

Dr. Stanley Rockson deelt zijn visie op lipoedeem in de video "Lipedema is a Mirror Image of Lymphedema" hier: https://youtu.be/2H0-t27Zdag.

Lipoedeem en adipose weefselstoornissen — wat onderzoeken de wetenschappers?

Meer informatie over vetweefsel, inclusief hormonen en cytokinen/adipokinen afkomstig van vet, angiolipomen, panniculitis en fibrose is te vinden op de Treatment, Research and Education of Adipose Tissue Program (TREAT) website: https://treat.medicine.arizona.edu/adipose-tissue.

Op de FDRS Conference van 2018 deed ik mee aan een onderzoek. Tientallen mensen, zowel deelnemers met lipoedeem als een controlegroep zonder lipoedeem, waaronder ik, zaten in de wachtruimte omwikkeld door onze 'beddengoedtoga' en werden getest door onderzoekers van de University of Arizona

---

[21] https://youtu.be/R_7ElUO103w

College of Medicine te Tucson en de Vanderbilt University. Dr. Herbst voerde lichamelijk onderzoek bij ons uit, waarbij onze taille, heupen en vingertop- en teenpulsaties werden gemeten, onze handen werden gescand, onze vochtsamenstelling en –distributie werd bekeken, thermografische en 3D-scans en foto's en ultrasounds werden gemaakt en glycocalyx-niveau's onder onze tong werden gemeten. We deden allemaal mee in de hoop dat projecten zoals deze onderzoekers een beeld konden geven van de etimologie van lipoedeem.

Een team van South Australian Biomedical Engineering Research and Teaching van het Flinders Medical Centre is bezig met het ontwikkelen van een handapparaat om de diagnose lipoedeem te kunnen stellen. Meer informatie over dit apparaat vind je hier: https://medicalxpress.com/news/2016-01-smarter-diagnosis-lipoedema.html.

Welk stadium lipoedeem heb ik?

Ik verwacht dat de algemeen geaccepteerde definities van de verschillende stadia van lipoedeem over de jaren kunnen veranderen. Daarom raad ik je aan om je officieel laten diagnosticeren bij een arts in plaats van te vertrouwen op de informatie die ik je kan bieden.

Als je toch benieuwd bent naar de meest recente stadia van lipoedeem, ga dan naar http://lipedemaproject. org/about-lipedema voor meer informatie.

Welke andere aandoeningen kunnen aangezien worden als lipoedeem?

Chronische veneuze insufficiëntie: Volgens de Vereniging voor Vasculaire Chirurgie werken bij chronische veneuze insufficiëntie (CVI) de venen niet meer goed. Ongeveer 9,4% van de bevolking lijdt aan CVI[22] [23] en de aandoening treft vaak mensen van middelbare leeftijd. Benen kunnen 'zwaar' aanvoelen, opzwellen en van kleur veranderen. Conservatieve behandeling bestaat uit het dragen van steunkousen en het doen van oefeningen.[24] Canning en Bartholomew geven aan dat "tekenen van chronische veneuze insufficiëntie

---

[22] Evans et al., 1999

[23] Eberhardt & Raffetto, 2014

[24] Henke, z.d.

aanwezig zijn bij twintig procent van de patiënten met lipoedeem (phlebolipoedeem). Zwelling in patiënten met chronische veneuze insufficiëntie is niet symmetrisch en blijft ingedeukt door druk. Bovendien ontwikkelen patiënten een roestachtige vlek aan de binnenkant van de enkels."[25] Als je denkt dat je misschien CVI hebt, neem dan contact op met je huisarts. Die kan je doorverwijzen naar een vaatchirurg.

Ziekte van Dercum: Een syndroom dat wordt gekenmerkt door pijnlijke onderhuidse vetweefselgroei. Dr. Herbst vermeldt de symptomen als "slaapstoornissen, angst, depressie, cognitieve problemen (hersenmist), tachycardie, kortademigheid [en] gastrointestinale klachten."[26] Bekijk deze video voor meer informatie over de ziekte van Dercum: https://youtu.be/8-4tMm-8zg04.

EDS: Volgens de Ehlers-Danlos Society (EDS) zijn "de Ehlers-Danlos syndromen (EDS) een groep bindweefselstoornissen" waarbij "het ingebouwde bindweefsel van een persoon met EDS niet gestructureerd is op de

---

[25] Canning & Bartholomew, 2017

[26] Herbst, z.d.

manier zoals het hoort te zijn." Symptomen zijn mogelijk hypermobiliteit van de gewrichten en een fragiele huid die makkelijk kneust.[27] Leer meer over het behandelen van EDS in dit praatje met Dr. Clair Francomano: https://youtu.be/h3RWVfT3wOM.

Multipele Symmetrische Lipomatose (MSL, ook wel bekend als de ziekte/syndroom van Madelung of het syndroom van Launois Bensaude): Volgens de National Organization for Rare Disorders wordt de ziekte van Madelung gekenmerkt door "ongewone ophoping van vetafzettingen rondom de nek en het schoudergebied" en "wordt het soms fout gediagnosticeerd als sialadenitis, een ontsteking van de speekselklieren." De behandeling bestaat meestal uit het chirurgisch verwijderen van de lipomen.[28] Dr. Herbst geeft aan dat MSL type III verward zou kunnen worden met lipoedeem en vice versa.[29]

Familiaire Multipele Lipomatose: Bij deze aandoeningen hebben meerdere familieleden van de patiënt

---

[27] What are the Ehlers-Danlos Syndromes?, z.d.

[28] Madelung's Disease, 2005

[29] Herbst, 2012

lipomen op hun romp en extremiteiten. Een lipoom is een gezwel van vetweefsel tussen de huid en de onderliggende spier.

Lipohypertrofie: Deze ziekte lijkt soms op lipoedeem, alleen is de typische lipoedemateuse pijn afwezig.[30]

Steatopygia: Dit beschrijft de ophoping van vet in het gebied van de billen. Het boek "Fat shame: stigma and the fat body in American culture" van Amy Erdman Farrel geeft een bijzonder goede omschrijving van hoe het stigma op dik zijn is ontstaan als sociale reactie op verschillende lichaamstypen en dat "de term 'steatopygia' een toegekende medische, objectieve term is voor een normale lichaamsontwikkeling en op die manier suggereert dat lichamen die dit tonen op een bepaalde manier ziek zijn."[31]

Gewrichtspijn: Op basis van het artikel "Thick Legs, Not Always Lipedema" treedt bij lipoedeem doorgaans geen acute, vurende of immobiliserende gewrichtspijn op. Bij zulke patiënten moet een bijkomende

---

[30] Dayan et al., 2017

[31] Farrell, 2011

reumatische aandoeningen zoals fibromyalgie of chronische poly-artritis worden overwogen."[32]

Verworven partiële lipodystrofie (VPL, syndroom van Barraquer-Simons): Dr. Herbst behandelt meerdere zeldzame ziektes, waaronder VPL, die verward zouden kunnen worden met Lipoedeem in haar artikel "Rare adipose disorders (RADs) masquerading as obesity." Je kunt het artikel hier nalezen: https://www.ncbi.nlm.nih.gov/pmc/articles/PMC4010336/.

Syndroom van William: een aandoening die wordt veroorzaakt door een genetische mutatie, waaronder deletie van het elastine gen tijdens de conceptie. Problemen ontstaan vaak aan het hart of de bloedvaten. Leer meer over het syndroom van William op https://williams-syndrome.org/faq.

Zelfs van lipoedeem bestaan er verschillende typen – en spellingen!

Er zijn verschillende typen lipoedeem. In het artikel "Lymphatic disturbances in lipoedema" vonden Van

---

[32] Reich-Schupke, Altmeyer & Stucker, 2012

Geest et al. "in alle patiënten met lipoedeem, klinisch gediagnosticeerd volgens het type 'Allen-Hines', een lymfatisch transport dat hoger was dan in het type 'rusticanus Moncorps' in correlatie met de leeftijd van de patiënt en gelijktijdig met de ziekteduur."[33] Volgens Langedoen et al. ervaren mensen met het type rusticanus Moncorps "meer serieuze klachten op jongere leeftijd en dan met name spontane, verdovende pijn in de benen die het meest prominent is aan het einde van de dag. Deze symptomen zouden tevens op CVI kunnen duiden in de afwezigheid van varices."[34]

Daarnaast is lipoedeem nog op meerdere manieren te schrijven. Waar in Amerika het woord lipedema wordt gebruikt, voegen de Engelsen de letter O toe, waardoor het lipoedema wordt. Ook lipodem komt af en toe voor. In Nederland is lipoedeem de gangbare term.

Jouw ervaringen met lipoedeem

Omdat de rest van het boek vol staat met tips, wil ik nu eerst de tijd nemen om, voordat we naar die

---

[33] Van Geest et al., 2003

[34] Langendoen et al., 2009

oplossingen grijpen, je de ruimte te bieden alle emoties die het hebben van lipoedeem met zich meebrengt een plekje te geven.

Ja, ik vraag je om op de volgende bladzijden alles op papier te zetten. Het opschrijven van gedachten die maar door ons hoofd blijven gaan heeft namelijk een positieve en helende werking, zelfs als het enge gedachten of nare gevoelens zijn die naar boven komen.

Dr. Susan David is een psychologe aan de Harvard Medical School en bestudeert de wendbaarheid van emoties. Dr. David heeft door de jaren heen meer dan 70.000 mensen ondervraagd. Meer dan 30% van hen veroordeelde zichzelf "wanneer ze zogenaamde 'slechte emoties' als verdriet, boosheid of rouw ervaarden."[35] Klinkt dit je bekend in de oren? Andere reacties die zij heeft gekregen hebben mij persoonlijk erg geraakt — in andermans haast om alles goed te maken, werd ik vaak aangemoedigd om mijn gevoelens opzij te zetten of om snel tot een oplossing te komen. In mijn leven heb ik met mensen moeten delen

---

[35] David, 2017

dat ik huidkanker had en dat mijn beide ouders waren overleden aan kanker. Ik ben het eens met Dr. David dat "normale, neutrale emoties nu ook worden gezien als goed of slecht en dat positief in het leven staan nu een nieuwe vorm is van morele juistheid. Mensen met kanker worden automatisch verteld om positief te blijven. Of vrouwen, stop eens met zo boos zijn. En de lijst gaat maar door."[36]

Dr. David noemt vervolgens de neiging om geen emoties te willen voelen letterlijk "doelen van dode mensen" want "alleen dode mensen ervaren geen stress, geen gebroken hart, geen teleurstelling na een mislukking."[37] Dit deed me glimlachen. Ze maakte een goed punt.

Denk eens na over hoe lipohypertrofie of lipoedeem jouw leven heeft beïnvloedt vanaf je jeugd tot nu. Janssen et al. hebben aangetoond dat "overgewicht en obesitas bij jongeren een grotere relatieve kans geeft om slachtoffer te worden van agressie dan

---

[36] David, 2017

[37] David, 2017

bij jongeren met een normaal gewicht."[38] In het artikel "Fat Youth as Common Targets for Bullying" van
Weinstock en Krehbiel wordt vermeld dat "kinderen en
adolescenten die dik zijn vaak het slachtoffer worden;
de aantallen, oorzaken en gevolgen van pestgedrag
zijn schokkend en verontrustend." De overtuiging dat
gewicht te controleren valt "leidt ertoe dat zwaarlij-
vigen vaak dingen verweten worden puur omdat ze
zwaarlijvig zijn; op die manier wordt dik zijn gezien als
een foute karaktereigenschap." Dit standpunt maakt
het "erg gemakkelijk voor de pesters om de dikkere
mensen het slachtoffer te maken."[39]

Vaak verhullen we deze emoties zodat ze ons niet
kunnen raken. Ter inspiratie deel ik graag een gedicht
van Lauren Brereton met je. Brereton is een voeding-
deskundige en deelt haar ervaringen door middel van
poëzie.

---

[38] Janssen et al., 2004

[39] Rothblum & Solovay, 2009

> *Ik begrijp niet hoe een baby nog in haar mama's*
> *buik het fout kan hebben maar ik zat fout*
> *Ik zat helemaal fout*
> *Ik gok dat ik niet zo groot had moeten zijn*
> *want de artsen zeiden dat ik uit haar*
> *gesneden zou moeten worden*
> *Ze zeiden tegen haar dat ze het niet alleen zou kunnen*
> *Ik zat zo fout*
> *En als baby had ik al dikke dijen en wangen en rolletjes*
> *Heel veel rolletjes*
> *En mensen zouden dingen zeggen als "zie je deze*
> *donderdijen"*
> *En "we kennen wel iemand met een gezonde eetlust"*
> *En ik weet niet waarom ze deze dingen zeiden*
> *want ik kan me niet herinneren dat ik koos honger te hebben*
> *Ik was het gewoon, denk ik*
> *Toen ik iets ouder werd gingen mijn babyvetjes niet weg*
> *Ze bleven gewoon plakken*
> *Misschien om me warm te houden*
> *Ik heb gehoord dat dat de reden is dat dieren vet dragen*
> *Want het houdt ze warm*
> *Maar dat bleef me gewoon bij*
> *En ik wist echt niet dat dat zo slecht was totdat*
> *de andere kinderen dat zeiden*
> *Ze zeiden dat ik groter was*
> *en dat ik ongezond en lui was*
> *Maar ik was niet lui*
> *Ik vond het leuk om te rennen en te spelen*

Totdat ze me maf vonden omdat mijn buik schudde
Daarna vond ik rennen niet meer zo leuk
En toen gaf mijn moeder me voor het eerst
een 'speciale lunch'
maar er was eigenlijk niks speciaals aan
behalve dat ik mijn koekjes niet meer kreeg
Ik kreeg wortels in de plaats
Niemand wilde de wortels met mij ruilen dus ik zat
met ze opgescheept
Toen begon ik me hongerig te voelen
Zodra ik thuis kwam uit school nam ik stiekem eten
mee uit de voorraadkast en at ik het in mijn kamer
maar mijn moeder kwam er altijd achter
En ik voelde me er altijd slecht over dus ik stopte
Nu probeer ik alles om maar goed te zijn
Ik train met mijn moeder en ik zorgt ervoor dat
ik niet veel eet en dat ik kleren koop die afkleden
Maar ik weet niet waarom
Dat is de manier waarop ik dingen nu moet doen
Ik geloof dat er gewoon lichamen zijn die fout zijn
en sommige die dat niet zijn
En ik denk dat ik gewoon geboren ben met het verkeerde
type lichaam 🗨️

— LAUREN BRERETON[40]

---

[40] Gedicht (zonder titel) gebruikt met toestemming van Lauren Brereton.

Wanneer realiseerde je je voor het eerst dat jouw lichaam anders was dat van je vrienden? Hoe voelde dat voor je? Werd je gepest als kind? Hebben je ouders of andere familieleden ooit opmerkingen gemaakt over je gewicht of je beperkt in je voedingskeuzes? Moest je als kind of tiener al op dieet? Was kleding kopen moeilijker? Was het moeilijker om te zitten en je te bewegen omdat sommige plekken niet pasten? Ben je respectloos behandeld in de spreekkamer van de dokter? Was daten lastiger? Voel je je verbonden met je lichaam? Hoe heeft dit je vertrouwen in je lichaam doen veranderen?

Neemt even de tijd om de lege vlakken in te vullen op de volgende pagina's.

Ik herinner me ...

_____

_____

_____

Ik herinner me ...

_____

_____

_____

Ik herinner me ...

_____

_____

_____

Geïnspireerd door neurowetenschappelijk expert Mark Waldman kan je een lijst maken van negatieve gedachten en ideeën. Deze kan je veilig bewaren in dit boek. C.R.A.P. is hiervoor een handig (en leuk!) acronym. Waldman legt dit verder uit in de volgende Facebook-post: https://www.facebook.com/neurowisdom/posts/136896696659244.

Wat is jouw C.R.A.P. (in het Nederlands: Conflicten, Resistenties, Angsten en andere Problemen)?

_____

_____

_____

_____

_____

_____

_____

_____

_____

_____

_____

Is het lastig om deze gedachten te accepteren? Tara Brach zegt zelf dat "het een misvatting is dat acceptatie en compassie opwegen tegen goedkeuring, gemakzucht of aftreding. Integendeel, ware acceptatie is moedig en bereidwillig zijn om de realiteit onder ogen te komen zoals die is en dat compassie tederheid in het leven brengt zoals het nu is. Alleen met deze radicale toestemming en tedere aanwezigheid kunnen we antwoorden vanuit ons volledige verstand en hart."[41]

Meer afkortingen!

Het opschrijven van je C.R.A.P.-lijstje kan een hoop sterke gevoelens met zich meebrengen. Hiervoor

---

[41] Brach, 2018

gebruik ik Tara Brach's R.A.I.N. (in het Nederlands: H.T.O.N) afkorting om mij te helpen met deze hevige emoties. Brach, een gerenommeerde psycholoog, auteur en leraar op gebied van meditatie, emotionele genezing en spirituele ontwaking, gebruikt de volgende stappen om "mensen te helpen hun gevoelens te adresseren." Deze stappen zijn:

- ▶ **R**ecognize (herkennen) van wat er gebeurt

- ▶ **A**llow (toestaan) van de ervaring, gewoon zoals die is

- ▶ **I**nvestigate (onderzoeken) met vriendelijkheid en

- ▶ **N**atural awareness (natuurlijk bewustzijn) dat volgt uit het niet identificeren met de ervaring[42]

Leer hier meer over, luister naar en laat je leiden door een meditatiesessie via R.A.I.N.: https://www.tarabrach.com/meditation-the-rain-of-self-compassion/.

---

[42] Brach, 2018

Er bestaat geen grotere kwelling dan het meedragen van een verzwegen verhaal.

— ZORA NEALE HURSTON

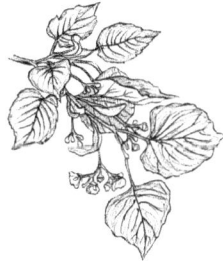

HOOFDSTUK 2

DE EFFECTEN VAN LIPOEDEEM

De respondenten van de Lipoedema UK's Big Survey meldden dat lipoedeem een diepgaande en verstrekkende invloed had op hun leven.

▶ 95% meldde moeilijkheden met het kopen van kleding

▶ 87% meldde dat lipoedeem een negatief effect had op de kwaliteit van hun leven

▶ 86% meldde een laag zelfbeeld

▶ 83% meldde dat zij proberen niet gefotografeerd te worden of dat zij lichaamsdelen verborgen voor de camera

▶ 60% meldde een beperkt sociaal leven

▶ 60% meldde een gevoel van hopeloosheid

▶ 50% meldde een beperkt seksleven

▶ 47% meldde een gevoel van zelfverwijt

▶ 45% meldde eetstoornissen[43]

Lipoedeem heeft op meerdere manieren een effect op mensen. Het lipoedeme vetweefsel zelf zorgt voor verscheidene gezondheidsproblemen. Onze cultuur, waarin het gewoonte is om dagelijks mensen dik te noemen, zorgt ervoor dat het lastig is om een hoge levenskwaliteit vast te houden. Als gecertificeerd lipoedeemtherapeut gebruik ik geen lymfatische massage om vet te verminderen; ik gebruik het, en raad tevens ook andere maatregelen aan, om de negatieve lichamelijke bijwerkingen van het lipoedeem te verminderen.

Denk eens aan wat het boek "The New Our Bodies, Ourselves" zegt: een groot deel van de slechte gezondheidstoestand die wij als dikke vrouwen ervaren is het resultaat van een leven vol haat jegens dikte — sociale bespotting en vijandigheid, isolatie, financiële druk als gevolg van discriminatie op de arbeidsmarkt,

---

[43] Fetzer & Fetzer, 2016

gebrek aan sport door intimidatie en, wellicht nog wel het meest belangrijk, de gevaren van herhaaldelijk diëten.[44]

Maak kennis met Teresa Hiatt

Zo gaat Teresa Hiatt om met haar lipoedeem.

Hoe voelt het om lipoedeem te hebben?

Lipoedeem hebben voelt alsof ik de hoofdrol in de film Elephant Man speel. Het voelt alsof er vieze, misvorm- de delen op mijn lichaam zijn gaan groeien die mij hebben afgescheiden van de rest van de mensheid en hun visie heeft vertroebeld, waardoor ze alleen nog maar mijn gebreken kunnen zien. Erger nog, mensen laten mij in woord en en in daad weten dat ze me ver- oordelen, dat ik het aan mezelf te danken heb dat ik in deze toestand moet leven. Hun verhulde commentaar en stiekeme blikken geven mij de boodschap dat ik een vreselijk zwak moraal heb en geen zelfdiscipline of trots bezit. Hoe zou ik mezelf anders zo "kunnen laten gaan?" Ik hoor de stille vraag in het hoofd van de

---

[44] The New Our Bodies, Ourselves, 1992

mensen die ik ontmoet: kunnen ze mij wel vertrouwen als vriend, partner, werknemer, bron, geliefde of moeder als ik mezelf niet eens fit kan houden?

Lichamelijk voelt het alsof er constant een zwaar gewicht aan mijn ledematen hangt wat ik alleen maar kan optillen. Het doet zoveel pijn: het is pijnlijk om te bewegen, pijnlijk om aan te raken, pijnlijk om de aandoening te zien groeien.

Medisch gezien is het hebben van lipoedeem een garantie dat elke ontmoeting met een zorgverlener een confrontatie wordt. Elk gesprek, het maakt niet uit waarvoor, begint met "dat u zich beter zou voelen als u gewicht zou verliezen." Het voelt zo ontmoedigend om telkens maar manieren te moeten vinden die het vooroordeel over gewicht omzeilen zodat ik daadwerkelijk medisch advies kan krijgen. De lijst van 'trucjes' varieert van afleiding ("ja, dat klopt meneer de KNO-arts, ik zal direct beginnen met mijn afvalprogramma, maar aangezien we daar pas na een jaar echt effect van zullen zien, hoe gaan we nu, vandaag, mijn sinusinfectie behandelen?") tot valse beloften ("ik zal volgende maand kijken naar de bypassoperatie, meneer de cardioloog, maar laten we nu eerst een cardiogram doen, ik weet zeker dat de chirurg ook geïnteresseerd is in deze resultaten") naar gewoon het negeren van hun onwetendheid ("ja, natuurlijk mevrouw de endocrinoloog, zoals u wilt, ik zal het meteen doen, maar kunnen we nu kijken naar de uitslag van mijn schildklieronderzoek?").

Er zijn een paar artsen die ik of heb geschoold over dit onderwerp die simpelweg hebben opgegeven mijn gewicht bij mijn behandeling te betrekken. Ik snap natuurlijk dat de geneeskunde heeft bewezen dat obesitas dodelijk is en dat de artsen hun werk niet goed zouden doen als ze dat niet zouden benoemen. Maar ze negeren dat obesitas niet altijd in verband staat met hogere mortaliteit. De risicofactoren voor metabole stoornissen (pre-diabetes, hoog LDL ['slecht cholesterol'], hoge bloeddruk en taille-omtrek) hebben een sterker causaal verband met mortaliteit dan enkel grote heupen en bovenbenen. Maar de medische richtlijnen maken hier geen onderscheid in en artsen nemen niet de tijd om een persoon te onderzoeken als een **individu**. In plaats daarvan staat hun medische diagnose al vast zodra iemand door de deur van hun kantoor komt lopen, puur op basis van de grootte van het lichaam. Is het echt teveel gevraagd dat artsen in dit informatietijdperk meer kennis opdoen over de feitelijke oorzaken van een fatale ziekte? Het is niet dat wil dat ik artsen mijn gewicht volledig negeren. Ik wil dat ze vragen of ik mijn gewicht vandaag wil bespreken en misschien of ik wat actuele informatie zou willen over hoe mijn gewicht mijn gezondheid op de lange termijn kan beïnvloeden. Ik heb geen zin om hun jaren-80 onzin over vetarme diëten aan te moeten horen.

Hoe reageerden je familie en vrienden op je diagnose? Hoe steunden ze je?

Iedereen die mij kende tussen mijn twintigste en mijn vijfenveertigste, wist dat er iets met mij mis was. Ik stond bekend als een voedselfanaat (en niet op een goede manier). Maar nog steeds zagen ze me geleidelijk aan dichtgroeien, ondanks al het sporten, diëten en mijn fysiek zware baan. Toen ik voor het eerst had bedacht dat het wel eens een ziekte zou kunnen zijn, waren er vrij veel mensen die me vertelden "dat ze inderdaad wel wisten dat er iets aan de hand was." Maar zelfs hun steun viel weg toen er een behandelkuur volgde. Honderden keren is mij gevraagd "waarom ik niet naar de Mayo Clinic, Cleveland Clinic, New York, Californië of waar dan ook naartoe ben gegaan om mijn ziekte te laten behandelen. Als ze het kunnen diagnosticeren, dan moet er vast ook een behandeling zijn." Het helpt dan ook niet dat men televisieprogramma's als "My 600-lb Life" (TLC) ziet waarin ze mensen met eetstoornissen, metabolische syndromen en lipoedeem over één kam scheren. Iedereen in die groep wordt verteld dat ze "minder moeten eten" en dat ze hen operatief kunnen opknappen.

Mijn echtgenoot is fantastisch; zelfs als ik mijn mobiliteit kwijtraak, verward ben door hersenmist of klaag over de onophoudelijke pijn, steunt hij me en helpt hij me mijn leven zo normaal mogelijk te houden. Maar de rest van mijn familie, vrienden en kennissen lijken de gewichtskwestie gewoon te negeren (uit beleefdheid, denk ik), in ieder geval wanneer ik erbij ben. Mijn mobiliteitsproblemen worden behandeld alsof ik een invalide ben (wat ik inmiddels ook daadwerkelijk zo is).

Hoe behandel je je lipoedeem?

Ik probeer alles wat ook maar een klein beetje werkt vol te houden: borstelmassages, schuimrollers, een FasciaBlaster, sporten, rekken, supplementen, zelfs het gebruik van opioïden (maar met mate, ik wil geen tolerantie opbouwen) en gabapentine. Ik neem deel aan een maandelijkse supportgroep met andere vrouwen die lijden aan lipoedeem. Dit is zeer effectief gebleken, aangezien ik wat van mijn opkomende depressie ben kwijtgeraakt. Momenteel zit ik midden in een maandenlang proces om mogelijk medicinale marihuanacrème te krijgen die mijn pijn zou kunnen verminderen. Verder heb ik een paar maanden een drukpomp geprobeerd, maar aangezien ik weinig vocht vasthield deed het niet meer dan het geringe vocht dat er al was verplaatsen naar mijn buik. Ik ben nu dan ook gestopt met de pomp. Ik heb ook bepaalde compressiekleding uitgeprobeerd, met door mijn gewrichtspijn en mijn vermoeidheidsproblemen was dat onmogelijk vol te houden.

DEEL 2
ZELFZORG VOOR LIPOEDEEM

Gisteren was ik slim, toen wilde ik de wereld veranderen. Vandaag ben ik verstandig, nu verander ik mezelf.

— RUMI

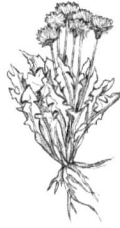

HOOFDSTUK 3

BEHANDELDOELEN VOOR LIPOEDEEM

De publicaties "Wounds UK Best Practice Guidelines: The Management of Lipoedema" en "Lipedema: An overview for clinicians" bevatten beiden richtlijnen voor de behandeling van lipoedeem en het onder controle houden van de symptomen die daarbij gepaard gaan.

Reich-Schupke, Altmeyer en Stucker geven aan dat het doel van conservatieve methoden voor lipoedeem is om "de subjectieve symptomen te verbeteren, progressie van lipoedeem te voorkomen en verhinderen dat lipoedeem overgaat in lipo-lymphedema."[45]

Conservatieve behandelingen kunnen een cliënt met lipoedeem helpen om:

▶ Pijn en ontsteking te verminderen

---

[45] Reich-Schupke, Altmeyer & Stucker, 2012

▶ Methoden voor zelfzorg te stimuleren en de lymfatische pomp te verbeteren

▶ Een positief effect te ervaren op psychosociaal welbevinden

▶ Te sturen in intuïtief eten

▶ Mobiliteit en fysieke inspanning als plezierig te ervaren

▶ Huidverzorging en bescherming te verbeteren

Chirurgie zou kunnen helpen om:

▶ Fibrose en pijn te reduceren

▶ Mobiliteit te vergroten

▶ Secundaire gewrichtsproblemen, zoals knie- en heuposteoartritis, te minimaliseren.[46]

Als je in mijn massagestudio zou zitten met een warme, dampende kop thee in je handen, dan zouden we een gesprek kunnen hebben en zou ik je persoonlijk kunnen leren kennen. Hopelijk zou je mij vertrouwen

---

[46] Wounds UK, 2017 en Dayan et al., 2017

en de kans geven om mijn behandelsuggesties af te stemmen op je persoonlijkheid en levensstijl. Helaas, omdat ik zoveel mogelijk verschillende mensen probeer te bereiken met dit boek, moet ik de informatie wat algemener houden.

Als je een meer persoonlijke benadering zou willen dan heb ik daar wel een leuk idee voor, vooral als je nieuwsgierig bent naar jezelf en houdt van het doen van testjes. Doe deze quiz van "The Four Tendencies" auteur Gretchen Rubin: https://gretchenrubin.com/books/the-four-tendencies/take-the-quiz/.

Rubin vindt dat "mensen vier neigingen hebben: handhaven, vragen stellen, helpen en rebellen. [...] Dit kader maakt dat wij betere beslissingen maken, deadlines halen, minder stress en oververmoeidheid ervaren en doeltreffender te werk gaan."[47] Uitvinden hoe je met je verwachtingen omgaat kan je helpen jouw 'neiging' (ik ben een vragensteller) te begrijpen. Ook weet je dan hoe je neiging je kan helpen om langs al het algemene gezondheidsadvies te gaan dat je al jarenlang hoort en zo de beste manier te vinden om je eigen

---

[47] Rubin, z.d.

welbevinden te managen. Herinner je je intuïtie? Jij bent de expert op het gebied van wat werkt voor jouw eigen lichaam, niet een of andere arts, website of dieetboek.

Als je een handhaver bent, begrijp dan dat je wellicht gefrustreerd kan raken wanneer anderen niet voldoen aan jouw verwachtingen. Hierbij kun je denken aan artsen en gezondheidswerkers die onvoldoende kennis hebben over lipoedeem. Een handhaver zou kunnen zeggen: "discipline is mijn vrijheid."

Als je een vragensteller bent, houd je vast van de bronnen in de uitgebreide bibliografie van dit boek. Ik nodig je dan ook uit om je in de verschillende onderzoeken te verdiepen, zodat deze je kunnen helpen een keuze te maken uit de vele tips waar je mogelijk profijt van kunt hebben. Als mede-vragensteller wil ik je attenderen op de 'analyseparalyse' — de neiging om geen actie te ondernemen als nog niet al je vragen zijn beantwoord.

Als je een helper bent, kan het lastig zijn om de ideeën uit dit boek te implementeren in je dagelijkse routine zonder daar verantwoording voor af te leggen aan iemand anders. Alleen al door dit te begrijpen, neem je een hele stap. Je staat altijd klaar voor andere mensen, maar het is lastig om een belofte te houden aan jezelf. In dit boek heb ik meerdere studies meegenomen en de ervaringen van andere mensen met lipoedeem gedeeld, maar alleen het lezen hiervan zal je niet aanzetten tot actie. Je zal meer succes ervaren wanneer je manieren vindt waarop anderen je kunnen controleren op het navolgen van je gezondheidsdoelen, waaronder "supervisie, planning, monitoring, deadlines, reminders" en andere vormen van verantwoording.[48]

Als je een rebel bent, lees dit boek dan wanneer je wil en volgens je eigen schema. Een van mijn favoriete langdurige cliënten heeft nog nooit mijn eerste boek gelezen. Hier lachen we weleens over. Rebellen doen het goed wanneer de acties die zij uitvoeren kenmerkend zijn voor wie zij zijn als persoon.

---

[48] Schwabel, 2017

Wie kan helpen?

Het is belangrijk om bewustzijn voor lipoedeem wijd te verspreiden, niet alleen onder artsen en specialisten. Zesenzeventig procent van de mensen die reageerden op de Lipoedema UK Big Survey vertelden dat zij hun symptomen ook met een andere gezondheidswerker hadden besproken, zoals een verpleegster of massagetherapeute, voor ze de diagnose hadden gekregen. Uit de enquête kwam voort dat mensen met lipoedeem de lymfoedeemverpleegsters en — klinieken en het internet de "meest nuttige bron van informatie vonden voor het managen van hun lipoedeem."[49]

Dus, wat KUNNEN we doen? Kijk naar de helpers. Denk aan het beroemde advies dat Mr. Rogers deelde met kinderen die zich hulpeloos voelden na een ramp. Hij zei dat zijn moeder hem altijd heeft verteld "om op zoek te gaan naar de helpers. Er zullen altijd helpers zijn." Dit advies kan kloppen wanneer je te maken hebt met lipoedeem, hoewel vaak het vinden van een

---

[49] Fetzer & Fetzer, 2016

gezondheidswerker die bekend is met de ziekte het grootste obstakel is.

Wie zijn mijn helpers? Ik raakte voor het eerst in geïnteresseerd in lipoedeem door het harde werk van twee fantastische mensen — Guenter Klose, die presentaties gaf over de ziekte tijdens de Klose Lymphedema Conference, en Catherine Seo, die zo hard heeft gewerkt om informatie naar het grote publiek te brengen via het internet. Catherine Seo biedt een programma aan genaamd "MasterClass BEYOND LIPEDEMA" waarin zij advies aanbiedt op het gebied van het managen en transformeren van lipoedeem in vijf domeinen — fysiek, mentaal/psychologisch, emotioneel, spiritueel en sociaal. Je kunt hier meer over lezen op https://masterclass.lipedema-simplified.org/.

De "Wounds UK Best Practice Guidelines: The Management of Lipoedeem" biedt het volgende advies aan over het vinden van een expert die je kan helpen met de symptomen van lipoedeem:

Waar ga je naartoe voor hulp?

Voor **weefseluitbreiding, oedeem, pijn, jeuk, sensitiviteit bij aanraking**: Ga naar een lipoedeem/lymfoedeemspecialist.

Voor **loopstoornissen, spierzwakte of gewrichtspijn**: Ga naar een fysiotherapeut.

Voor **mobiliteitsproblemen en moeilijkheden met dagelijkse activiteiten**: Ga naar een ergotherapeut.

Voor advies over **intuïtief eten, eetstoornissen, voedingssupplementen, of diabetes**: Ga naar een diëtiste.

Voor **platvoeten of loopstoornissen**: Ga naar een podotherapeut.

Voor **onbeheersbare of chronische pijn**: ga naar een pijnkliniek.[50]

Naar de dokter

Ik wist meteen dat ik in dit boek een deel wilde opnemen over de doktersbezoeken toen ik daar eindeloos

---

[50] Wounds UK, 2017

veel verhalen over las op verschillende Facebook-groepen voor lipoedeempatiënten. Mensen werden genegeerd, naar beneden gehaald of afgewezen door hun artsen. Ik zal tips geven voor drie soorten situaties:

Wanneer je behandeld dient te worden voor een acute ziekte, laat je niet wegsturen met informatie over diëten.

Wanneer je specifiek moet vragen naar gespecialiseerde testen als gevolg van eigen onderzoek omdat je de verantwoordelijkheid voor je gezondheid in eigen handen hebt genomen.

Wanneer je een diagnose voor lipoedeem zoekt.

Wat zeg je wanneer je behandeld wilt worden voor je ziekte in plaats van je gewicht: ideeën voor het onderhandelen met je dokter

Onderhandelen is een eng woord voor veel mensen, maar onderhandelen betekent gewoon puur tot overeenstemming komen. De beste onderhandelingen zijn win-win situaties. In de gezondheidszorg hebben zowel jij als je zorgverlener hetzelfde doel: het beter maken of instandhouden van jouw gezondheid. Het is een win-win situatie als je je zorgverlener kan vertrouwen en mee kan samenwerken om op die manier zo gezond mogelijk te blijven en ook als je arts je kan voorzien van de hoogst mogelijke kwaliteit van medische zorg.

De gevaarlijke realiteit is echter dat veel te veel Amerikanen een bezoek aan hun dokter uitstellen omdat ze bang zijn voor de manier waarop ze behandeld zullen worden. Ideaal zou zijn om elke dokter te trainen in het behandelen van lipoedeem en ze zo betrokken en evidence-based zorg te laten verlenen aan patiënten van alle soorten en maten. Ideaal zou zijn als elke arts zorg zou leveren voor acute aandoeningen, in plaats van enkel te focussen op het verliezen van gewicht door de patiënten zelf met behulp van een dieet.

Dat is een fantastisch doel, maar hoe kunnen we onszelf VANDAAG nog helpen?

Wees bereid je dokter te ontslaan.

Als je dokter meer is geïnteresseerd in het voorschrij-ven van een dieet dan het behandelen van je zorgen, ontsla hem of haar dan. Je verdient een arts die jou dezelfde behandeling geeft als een dun persoon. Als je kan onderhandelen met je arts en een vertrouwens-band kan ontwikkelen om zo een objectief niveau van zorg te verkrijgen, ga dat bondgenootschap dan aan. Als dat niet kan, ontsla je arts. Waarom zou hij of zij een goede arts zijn als je bang bent om een afspraak te maken?

Mara Nesbitt geeft advies voor het kiezen van een dokter. Voordat je akkoord gaat met een eventuele behandelaar, suggereert ze dat je eerst vraagt of ze van mening zijn dat een persoon tegelijkertijd dik en gezond kan zijn en of ze comfortabel zijn met het aan-raken van een dik persoon.[51] Lees haar hele artikel over het kiezen van een dokter die bij je past op de volgende webpagina: http://cat-and-dragon.com/stef/fat/nesbitt.html.

Hoe kan je beginnen met het gesprek? Door de vol-gende brief van Linda Bacon PhD, onderzoekster en

---

[51] Nesbitt, z.d.

schrijfster van het boek "Body Respect and Health at Every Size" te lezen, begin je in ieder geval goed: "Health Care Providers: Providing Sensitive Care for People of All Sizes," beschikbaar via https://lindaba-con.org/HAESbook/pdf_files/HAES_Providing%20 Sensitive%20Care.pdf.

Hanne Blank had succes met het schrijven van een korte brief aan haar dokter en het laten plaatsen van kopieën in haar medische dossier. Ze liet de dokter die meteen lezen toen ze hem voor het eerst ontmoette. Lees haar brief hier: http://cat-and-dragon.com/stef/fat/hanne.html.

Ragen Chastain, een ACE-gecertificeerde gezondheidscoach, heeft een geweldig hulpmiddel ontwikkeld voor mensen die naar de dokter gaan. Haar "Doctor's Office Survival Kit" geeft informatie over HAES en is ontwikkeld om direct aan de arts te geven wanneer het gesprek van gewichtsverlies en diëten naar de werkelijke ziekte geleid moet worden. Je kunt de kit hier downloaden: https://danceswithfat.wordpress.com/com/2013/04/01/what-to-say-at-the-doctors-office.

De National Association to Advance Fat Acceptance (NAAFA) heeft een geweldige artikel gepubliceerd getiteld "Guidelines for therapists who treat fat clients" van Barbara Altman Bryno PhD, ACSW en Debora Burgard PhD. Je leest het hier: https://www.naafaonline.com/dev2/about/Brochures/NAAFA_Guidelines_for_Therapists.pdf.

Als je een arts hebt die wel naar jouw zorgen luistert, overweeg dan om samen te werken met hem of haar als het gaat over het leveren van betrokken zorg op andere punten in uw leven. Discriminatie op basis van gewicht gebeurt niet alleen in de spreekkamer, maar komt overal in onze cultuur voor. Sutin et al. vonden dat "discriminatie gebaseerd op gewicht een stressvolle sociale ervaring is die geassocieerd wordt met afnames in fysieke en mentale gezondheid" en dat "discriminatie op basis van gewicht mogelijk de levensverwachting verkort."[52]

Hier zijn een aantal tactieken die je kunt gebruiken om jearts te betrekken in jouw campagne tegen gewichtsdiscriminatie:

---

[52] Sutin, Stephan & Terracciano, 2015

Kan je arts een brief schrijven om de gewichtsverlies-programma's van je werkgever te weerleggen?

Kan je arts een brief schrijven die andere zorgverleners kan aansporen om je BMI te negeren wanneer zij zorg verlenen of medisch advies geven?

Kan je arts een brief schrijven aan je familieleden met het verzoek dat zij het behandelplan dat je met je arts hebt gemaakt ondersteunen? Zelfs een brief van je geliefden kan een gesprek in gang zetten. Lees de voorbeeldbrief van Linda Bacon hier: https://lindabacon.org/HAESbook/pdf_files/HAES_For-Friends-and-Family.pdf.

Een ander fantastisch voorbeeld om voorafgaand aan de afspraak te lezen is de brief "A Message for People Who Have Diseases Blamed on Their Weight," eveneens van Linda Bacon.[53]

---

[53] https://lindabacon.org/HAESbook/pdf_files/HAES_Message%20for%20People%20with%20Disease.pdf

Wat zeg je tegen de dokter als je extra testen wilt aanvragen?

Het eerste obstakel kan de noodzaak zijn om je dokter ervan te overtuigen dat er überhaupt extra testen nodig zijn. Maya Dusenbery, auteur van "Doing Harm: The Truth About How Bad Medicine and Lazy Science Leave Women Dismissed, Misdiagnosed, and Sick" zegt dat "het lijkt alsof er een stereotype is voor elke soort vrouw. Als ze hoogopgeleid is of andere privileges heeft in ras of klasse of herkomst, zullen deze privileges haar overduidelijk laten profiteren, echter zullen ze haar ook tegenwerken. Ze zou kunnen overkomen als een dominante, bevoorrechte patiënt die teveel tijd verspilt op WebMD."[54] Het zijn niet alleen vrouwen. Mensen van alle geslachten worden onderdrukt door het patriarchaat.

Maggie McCarey deelt haar technieken voor communicatie met haar dokter in de blogpost "Primary Penny." McCarey doet fantastisch werk door haar arts te helpen een logische argumentatie in elkaar te zetten voor het aanvragen van testen die ze graag zou

---

[54] Butera, 2018

hebben op basis van haar eigen onderzoek. Dit is de sleutel — als de arts bereid is met je samen te werken, maar er angst is dat je zorgverzekeraar een behandeling niet vergoed, focus dan op het helpen van de arts bij het opstellen van een verwijsbrief. Lees de blogpost van McCarey hier: http://lipeseblog.blogspot.com/2013/06/primary-penny.html.

Wat zegt je tegen de dokter wanneer je de diagnose lipoedeem wilt?

Dr. John Bartholomew brengt de kant van de 'fat bias' aan het licht, geeft tips voor bespreken van lipoedeem met de dokter en biedt hulpmiddelen aan om het artsengesprek verder dan "gewicht kwijtraken" te laten gaan in zijn presentatie tijdens de Fat Disorders Resource Society 2016 Confernce. Je kunt de presentatie hier terugkijken: https://youtu.be/rWSaQjw9Fv4.

Er zijn ook meerdere bronnen voor artsen met interesse in het bestuderen van lipoedeem. Dr. Bartholomew heeft een artikel geschreven voor dokters op het over het herkennen van lipoedeem: https://consultqd.clevelandclinic.org/2015/06/

making-a-definitive-diagnosis-of-lipedema/. Een ande-re geweldige bron is het boek "Lipedema: An Overview for Clinicians," verkrijgbaar op Amazon.

Als de arts geen enkele interesse toont in lipoedeem, zoek dan een arts via de Lipedema Project's Lipedema Provider Directory op http://lipedemaproject.org/.

Conservatieve (niet-chirurgische) behandelingen voor lipoedeem

Wat kunnen conservatieve (niet-chirurgische) behandelingen bewerkstelligen? Conservatieve (lees: conserverende) behandelingen kunnen pijn en ontsteking reduceren, slaap verbeteren, zelfzorgpraktijken bevorderen, de lymfatische pomp verbeteren, van mobiliteit en fysieke activiteit weer een fijne ervaring maken, het psychosociale welzijn beïnvloeden, begeleiden in intuïtief eten en tot slot de huidzorg verbeteren en beschermen. We zullen elk van deze behandeldoelen bespreken in de volgende hoofdstukken.

Wat conservatieve behandelingen niet kunnen doen is lipoedeemvet verwijderen of de aandoening genezen. Wellicht heb je op het internet gelezen dat een supplement, een dieet gericht op gewichtsverlies of een massage lipoedeem kan verhelpen. Persoonlijk heb ik geen enkel voorbeeld gezien dat die belofte heeft kunnen waarmaken. De methoden die ik gebruik in dit boek zijn hulpmiddelen om controle te krijgen over de chronische symptomen die ontstaan door lipoedeem. Dit zijn wat de lipoedeempatiënten en advocaat Polly Armour NMV ('non-mirror victories') noemen, gelijk aan de populaire term NSV of 'non-scale victories.' Deze veranderingen maken het makkelijker om te leven met lipoedeem, ook al zijn ze niet zichtbaar op een weegschaal of in een spiegel.[55]

Mijn behandeldoelen voor lipoedeem zijn:

_____

_____

_____

---

[55] Armour, 2018

Maak kennis met A'ndrea Reiter

Zo gaat A'ndrea Reiter om met haar lipoedeem.

Hoe voelt het om lipoedeem te hebben?

Een extreem gevoel van zwaarte in de benen sinds mijn tiende, maar sinds de laatste vier jaar gewrichtspijn door mijn loopgang die veranderd was in een soort waggelen, stekende pijn in mijn voeten wanneer ik meer dan vijftien minuten op mijn benen stond. Snelle progressie na mijn vijfendertigste, depressie, ik kon geen enkel jasje dat ik had nog aan.

Hoe reageerden je familie en vrienden op je diagnose? Hoe steunden ze je?

Mijn familie was opgelucht voor me en erg behulpzaam. De vrouwen aan mijn moeders kant, in ieder geval tot aan mijn overgrootmoeder, hebben er allemaal last van gehad, ook al wisten ze toentertijd zelf niet dat ze lipoedeem hadden. Mijn echtgenoot steunt me, ook al denk ik niet dat hij het volledig geloofde totdat hij met me mee was gegaan naar de chirurg in Duitsland die met de ultrasound het verschil tussen normaal vet en lipoedeemvet – wat als omhulsel om het lichaam ligt – liet zien. Vanaf dat moment stond hij volledig aan mijn kant en heeft hij mij fantastisch verzorgd gedurende mijn laatste drie operaties.

Hoe behandel je je lipoedeem?

Oliën, rebounders, baden, elevatie, compressie, lymfevriendelijk eten zoals broccoli, bloemkool en Braziliaanse noten, acupunctuur en reiki. De oliën die ik gebruik zijn gericht op lymfedoorstroming bij lipoedeem; zeven tot tien druppels cypress- en juniperolie in een bad. Ik weet dat sommige mensen het ook gebruiken tijdens droogborstelen.

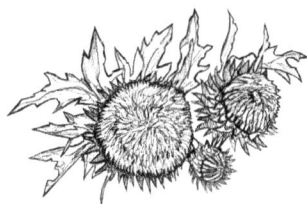

HOOFDSTUK 4

PIJN EN ONTSTEKING VERMINDEREN

Als gecertificeerd lymfoedeemtherapeut ben ik blij dat ik mensen met lipoedeem kan helpen hun pijn te verminderen. Manuele lymfatische drainage is ontwikkeld om lymfevloeistof te laten stromen, maar deze zachte massage kan ook het sympathisch zenuwstelsel kalmeren en zenuwpijn en gevoeligheid verminderen.

Waarom doet lipoedeem pijn?

Herbst et al. concludeerden dat "89.7% van de patiënten met lipoedeem dagelijks pijn heeft."[56] Waarom doet lipoedeem pijn? Volgens Warren, Peled & Kappos is "hypersensitiviteit van de huid van lipoedeempatiënten bij aanraking moeilijk te verklaren en te behandelen." Het is onduidelijk of de hypersensitiviteit wordt

---

[56] Herbst et al., 2015

veroorzaakt door nociceptieve pijn [van beschadigd weefsel], neuropathische pijn [van beschadigde zenuwen] of centrale sensitisatie [door een hoogreactief zenuwstelsel], waardoor een optimale en effectieve behandeling onbekend is."[57] Ehrlich et al. beweren dat "zenuwbeschadiging en -pijn in gebieden aangetast door lipoedeem het gevolg zijn van beperkte circulatie, onvoldoende bloedvoorziening voor de vergrote vetcellen, mechanische krachten van oedeem en uitbreiding en ontsteking van vetweefsel."[58]

Waarom is er geen prik of pil die deze pijn kan stoppen? Mensen met "normaal" vet hebben geen last van pijn bij zachte aanrakingen!

Inderdaad, "het lastige van een probleem is dat je het vanuit een ander perspectief dan normaal moet bekijken." Dat was het antwoord van Ronald Davis op een vraag over onderzoek naar chronische ziekten. Davis, professor Biochemie & Genetica en directeur van het Genome Technology Center aan de Universiteit van

---

[57] Warren, Peled & Kappos, 2016

[58] Ehrlich et al., 2016

Stanford, was een van de wetenschappers in de briljante documentaire Unrest uit 2017.[59]

Ik zal vertellen over zowel geaccepteerde als controversiële behandelingen die pijn en ontsteking kunnen verminderen, waaronder:

► Manuele lymfatische drainage (MLD)

► "Instrument Assisted Soft Tissue Mobilization (IASTM)" en andere behandelingen die gebruik maken van druk, zoals de FasciaBlaster, Tui Na en Tiger Tail

► Compressiekleding

► Cupping

► Sporttape

► Diepe oscillatie

► Cavitatie en schokgolftherapie

► Cyclic Variations in Adaptive Conditioning (CVAC)

---

[59] Brea, 2017

- ▶ Stimulatie van de nervus vagus

- ▶ Biofeedback

- ▶ Meditatie voor intense pijn

- ▶ Bitterzoutbaden

- ▶ Hydrotherapie

- ▶ Ontzag

- ▶ Supplementen

- ▶ Natuurlijke middelen tegen pijn en zwelling

Ik wil vooropstellen dat pijn en ontsteking signalen zijn, niet het daadwerkelijke probleem. Behandeling moet gericht zijn op de oorzaak van het probleem en niet alleen de pijn of ontsteking blokkeren. Je missie is om je eigen genezende krachten te ontketenen en behandelingen te vinden die bij jou passen.

Spannend! Pak je markeerstiften erbij en begin te experimenteren! Maar voordat we het over de behandelingen gaan hebben, neem een paar minuten de tijd om te volgende vragen te beantwoorden.

Van welke symptomen van lipoedeem heb je last?

_____

_____

_____

Wat zou je zeggen tegen een vriend(in) als hij of zij dezelfde problemen had?

_____

_____

_____

Hebben andere mensen met lipoedeem dezelfde problemen?

_____

_____

_____

Hoe probeer je de tips uit?

Ik raad je aan een maand lang dagelijks op te schrijven hoeveel pijn je hebt terwijl je deze tips probeert. Geef iedere dag op hetzelfde tijdstip je pijn een cijfer van 1 tot 10 en noteer welke behandelingen je hebt geprobeerd. Ik weet dat sommige mensen met chronische pijn altijd rond de 7-10 zitten. Als je op 9 begint, is je pijn verlagen naar een 7 een grote vooruitgang! Het bijhouden van een dagboek kan je helpen veranderingen op te merken en erachter te komen welke behandelingen werken voor jouw lichaam.

Weten wat je pijntriggers zijn en wat er voorafgaat aan je pijn, kan je helpen pijnlijke gebeurtenissen te vermijden of ten minste te controleren. Sommige mensen houden hun pijndagboek bij in een spreadsheet of op papier. Er zijn ook gratis apps voor je telefoon om je pijn bij te houden.

Manuele lymfatische drainage (MLD)

Manuele lymfatische drainage-massage (MLD) is een geweldige behandeling voor zowel pijn als zwelling. MLD wordt vooral aangeraden als onderdeel van het herstelproces na liposuctie om zwelling in de benen te verminderen. Vijfentachtig procent van de deelnemers aan The Lipoedema UK Big Survey die MLD probeerden, vonden dat de behandeling "enigszins tot heel erg effectief" was.[60] In "Specialist approaches to managing lipoedema" waarschuwt Amy Fetzer dat "net als compressie het effect van MLD niet permanent is, maar enkele dagen tot een week aanhoudt. Dit betekent dat MLD regelmatig uitgevoerd moet worden, idealiter dagelijks, voor de rest van het leven."[61]

De realiteit is dat sommige mensen met lipoedeem MLD effectief vinden en dat anderen geen verschil merken. Dit kan komen door de ernst van het lipoedeem en het bestaan van meer dan één type lipoedeem. Van Geest et al. toonden aan dat subcutaan lymfatisch transport lager was bij type rusticanus Moncorps[62] en Langendoen et al. vonden dat mensen met type rusticanus Moncorps "meer ernstige klachten hebben op jongere leeftijd, vooral een spontane doffe pijn in de benen die erger is aan het einde van het dag, wat het gevolg zou kunnen zijn van chronsiche veneuze insufficiëntie in afwezigheid van spataderen."[63] MLD-massage is alleen effectief bij het behandelen van

---

[60] Fetzer & Fetzer, 2016

[61] Fetzer, 2016

[62] Van Geest et al., 2003

[63] Langendoen et al., 2009

oedeem, niet lipoedeemvet. Als je geen symptomen van oedeem hebt, is MLD gewoon een fijne maar dure massage voor ontspanning en het vermindering van pijn.

Hoe zit het met cellulitis?

Ik dacht altijd dat ik alles wist over mijn cellulitis, tot ik er eindelijk over ging lezen. Het is voor veel mensen een normaal onderdeel van het leven. Iedereen heeft het en we moeten ons goed voelen in ons lichaam, toch? Dr. Herbst zegt dat "de pathofysiologie van de ontwikkeling van cellulitis lijkt op die van lipoedeem"[64] en Godoy et al. denken dat cellulitis lipoedeem beïnvloedt. Zij schrijven dat "cellulitis een verergerende factor zou kunnen zijn bij de toename van de buik- en beenomtrek bij patiënten met lipoedeem en stimulatie van het lymfatisch systeem daarom is geïndiceerd als behandeling" omdat lipoedeem en cellulitis "soortgelijke verergerende pathofysiologische mechanismen" hebben.[65] Er is een behandeling voor cellulitis, maar de behandeling die cellulitis daadwerkelijk minder

---

[64] Herbst, 2012

[65] Godoy et al., 2013

zichtbaar is maakt zal voor velen te lang duren. Godoy en Godoy gebruikten een protocol van tien sessies verspreid over twee weken, waarbij iedere sessie van negentig minuten bestond uit een mix van manuele en mechanische lymfatische drainage en cervicale stimulatie volgens de Godoy en Godoy-methode.[66]

Als je MLD wilt uitproberen als behandeling voor lipoedeem, raad ik je aan een sessie te boeken bij iemand die ervaring heeft met het behandelen van lymfoedeem. Er zijn geen wetten over de minimale hoeveelheid training die iemand moet hebben om een 'lymfatische massage' aan te bieden, dus wees alert. Een gecertificeerd lymfoedeemtherapeut moet zowel MLD aan kunnen bieden als een client kunnen instrueren over hoe zij regelmatig zelf MLD kunnen uitvoeren.

Instrument Assisted Soft Tissue Mobilization, Gua Sha en de Graston Technique

Instrument Assisted Soft Tissue Mobilization (IASTM) is "een behandeling die lijkt op Gua Sha" die wordt

---

[66] Godoy & Godoy, 2011

gebruikt om "fasciale restricties op te sporen en te behandelen, snelle lokalisatie te stimuleren en effectief gebieden met fibrose, chronische inflammatie of degeneratie te behandelen."[67] Een onderzoek op gezonde proefpersonen zonder lipoedeem vond dat Gua Sha, een traditionele Chinese behandeling waarbij de huid geschraapt wordt, "het circulerende bloedvolume significant verbetert en de temperatuur in het behandelde gebied verhoogt, wat de lokale circulatie en het energiemetabolisme stimuleert."[68] IASTM en Gua Sha zijn twee verschillende technieken waar uitgebreide training voor nodig is.

In eerste instantie twijfelde ik of IASTM of de Graston Technique, een soortgelijke behandeling, moest noemen in dit boek. Toen ik mijn collega-lymfoedeemtherapeuten vroeg om hun meningen, kwam ik erachter dat ze verdeeld waren in twee kampen. Sommige vonden dat het een verkeerde behandeling is die te veel en te scherpe druk uitoefent op het lichaam met onbekende effecten op de lange termijn.

---

[67] Instrument Assisted Soft Tissue Mobilization, 2017

[68] Xu et al., 2012

Andere waren nieuwsgierig omdat ze nog nooit hadden gehoord dat IASTM of de Graston Technique op deze manier werden toegepast, en dachten dat hun patiënten er veel profijt van konden hebben. Het TREAT-programma aan het College of Medicine in Tucson raadt de Graston Technique, IASTM en Tui Na (zie "FasciaBlaster, Tiger Tail en Tui Na" hieronder) aan als behandeling voor fibrose.[69]

Dr. Andrea Brennan, ergotherapeut en gecertificeerd lymfoedeemtherapeut, werkt met mensen met lipoedeem. Ze raadt therapeuten die diepere technieken willen gebruiken bij deze patiënten aan om ze goed te informeren over de rationele en potentiële effecten. Bovendien moeten ze goed luisteren naar de patiënt, omdat die ze kan vertellen waar de pijn zit en of die verdraagbaar is. De pijn van haar patiënten is verminderd door diepere behandelingen zoals IASTM, Gua Sha en behandelingen die negatieve druk of vibraties gebruiken.

Als je diepere technieken wilt proberen en in de omgeving van Scottsdale, Arizona bent, neem dan contact

---

[69] Treatments and Therapies, z.d.

op met Dr. Andrea Brennan op Facebook: https://www.facebook.com/lymphedematraining.

Quadrivas-massage

Quadrivas-massage is een massagestijl die vooral wordt uitgevoerd in Nederland en claimt lipoedeem te genezen. Dr. Herbst heeft een klein onderzoek gedaan naar deze behandeling in de VS. De komende jaren zullen we zeker meer horen over dit type massage. Lees meer op de website van Quadrivas: http://www.quadrivas.nl/.

FasciaBlaster, Tiger Tail, Pinofit en Tui Na

De FasciaBlaster is een klasse 1 medisch hulpmiddel dat lijkt op een massageapparaat. Het is vrij controversieel en heeft zowel toegewijde aanhangers als tegenstanders die vinden dat het een waardeloos product is. Sommige mensen gebruiken de FasciaBlaster in de douche of sauna omdat de behandeling effectiever en comfortabeler is wanneer hun benen eerst opgewarmd zijn. Als je meer wilt weten is de Facebookgroep "Lipedema FasciaBlasters 2.0" een goede bron van informatie.

Tiger Tail is een schuimroller voor het masseren van de huid. Net als bij de FasciaBlaster is er geen bewijs dat de Tiger Tail helpt tegen lipoedeem, maar sommige mensen ervaren positieve effecten. Tiger Tail geeft tips over hoe je de roller moet gebruiken op hun website, https://www.tigertailusa.com/pages/how-to-roll. Therapeuten van de Foldi Clinic gebruiken de Pinofit-schuimroller om fibrose te verminderen.

Tui Na is een Chinese massagemethode gericht op een specifiek probleem (in plaats van het masseren van het hele lichaam). De therapeut gebruikt daarbij massage, manipulatie en acupressuur. Mensen vinden Ta Nui vaak pijnlijk, maar merken dat na een paar sessies hun fibrose vermindert.

Esthe Salons

Ik twijfelde of ik een beschrijving van Esthe Salons wilde geven in dit boek, omdat er GEEN bewijs is dat dit type massage, dat in Japan wordt aangeboden om cellulitis te verminderen, effectief is. Ik ontmoette recent een gecertificeerd lymfoedeemtherapeut die was opgegroeid in Japan. Zij vertelde me dat ze mensen had gezien die hadden wat leek op stadium 1 lipoedeem en bij Esthe Salons meerdere pijnlijke en dure massages hadden ondergaan. Lipoedeem komt echter weinig voor in Japan. Natuurlijk impliceert correlatie geen causaal verband en kan het simpelweg toeval zijn. Een ander argument is dat lipoedeem weinig voorkomt in Azië, maar dat Aziatische mensen die naar het Westen verhuizen soms lipoedeem beginnen te ontwikkelen.

Oké, dus wat zijn fascia?

Veel van de eerder genoemde hulpmiddelen en massagetypes hebben impact op de fascia in ons lichaam. Maar wat zijn fascia? Simpel gezegd is een fascie een netwerk van collageen en bindweefsel dat rondom onze organen zit. Bordoni en Zanier beschrijven de fascia meer poëtisch als "de filosofie van het lichaam, wat betekent dat alle delen van het lichaam met elkaar zijn verbonden."[70] Tom Myers, oprichter van de Anatomy Trains Myofascial Meridians, beschrijft het vloeibare netwerk van fascia als "een soort plakkerige, vettige

---

[70] Bordoni & Zanier, 2014

stof die ons stevig bij elkaar houdt, maar zich onder-tussen constant aanpast aan al onze bewegingen."[71]

Waarom moeten we onze fascia bewegen? Myers ver-telt hier over Gil Hedley, oprichter van Integral Anatomy Productions, LLC, en Hedley's 'fuzz speech' (die beroemd is onder massagetherapeuten): https://www.anatomytrains.com/blog/2017/08/07/gils-new-fuzz. De fuzz speech biedt inspiratie om zowel beweging als massage te betrekken in de dagelijkse zelfzorg. Myers werpt ook een nieuwe blik op yoga door te focus-sen op de verbindingen in de fascia in plaats van de spieren in het artikel "What You Need To Know About Fascia" uit de Yoga Journal: https://www.yogajournal.com/teach/what-you-need-to-know-about-fascia.

Andere massagehulpmiddelen

Hebben we echt wetenschappelijk onderzoek nodig om te bevestigen dat massages goed voelen? Massage kan pijn verminderen voor veel mensen, waaronder patiënten met lipoedeem. Verschillende mensen met lipoedeem schrijven in Facebook-groepen dat ze een

---

[71] Myers, 2018

massageapparaat zoals de Thumper of Pure Wave gebruiken over hun hele lichaam, niet alleen op het lipoedeemweefsel.

Compressiekleding

De publicatie "Wounds UK Best Practice Guidelines: The Management of Lipoedema" zegt dat mensen met lipoedeem klasse 1 of 2 compressiekleding kunnen proberen en dat de kleding pijn en ongemak kan verminderen[72] door weefsel te ondersteunen, mobiliteit te verbeteren en oedeem te verminderen. Amy Fetzer schrijft in "Specialist approaches to managing lipoedema" dat "compressietherapie over het algemeen de symptomen van lipoedeem verbetert en de progressie van de lymfatische component van lipoedeem voorkomt. Het ondersteunt ook de ledematen en het losse bindweefsel en stroomlijnt de ledematen, terwijl het tegelijkertijd de mobiliteit en functionaliteit verbetert."[73] Volgens Langendoen et al. kunnen "patiënten met het type 'rusticanus Moncorps' ook profijt hebben

---

[72] Wounds UK, 2017

[73] Fetzer, 2016

van compressietherapie, waarschijnlijk vanwege de correctie van de disfunctionerende kuitspierpomp."[74]

Hoe vind ik een goede verkoper van compressiekleding?

Britta Vander Linden noemt de volgende vier Ps voor het kiezen van een verkoper van compressiekleding: let op de People (mensen), Price (prijs), Perks (voordelen) en Policies (regels). Je verdient goede service van experts die al jouw vragen kunnen beantwoorden over de verschillende soorten kleding, beter dan een online winkel dat kan, concurrerende prijzen en duidelijke regels over terugbrengen en ruilen.[75] De twee winkels waar ik goede verhalen over heb gehoord zijn de Women's Health Boutique in Escondido en San Diego Homecare Supplies in Lemon Grove. Maar waarom zou je een winkel bezoeken? Ik heb op internet horrorverhalen gelezen van mensen die probeerden zichzelf op te meten en online te bestellen bij een winkel die niet was gespecialiseerd in medische voorzieningen.

---

[74] Langendoen et al., 2009

[75] Vander Linden, 2015

Uiteindelijk bleven zij teleurgesteld achter en moesten zij elders nieuwe compressiekleding bestellen.

Betekent dat dat je niet online moet bestellen? Nee, maar zorg dat je bestelt bij een online verkoper die verstand heeft van compressiebehandeling en weet wat jij nodig hebt als persoon met lipoedeem.

Een goede verkoper of winkelmedewerker kan je persoonlijk advies geven en je laten zien hoe je de kleding makkelijk aan en uit kan trekken.

Waar moet ik op letten bij compressiekleding?

Als je nooit eerder steunkousen hebt gedragen, zorg dan dat je dokter test of je perifeer arterieel vaatlijden hebt. Medisch personeel moet daarvoor je enkel-arm index opnemen. Als je perifeer arterieel vaatlijden hebt, kunnen steunkousen de doorbloeding juist nog meer beperken en de benen beschadigen.

Lees hier meer over perifeer arterieel vaatlijden: https://www.mayoclinic.org/diseases-conditions/peripheral-artery-disease/symptoms-causes/syc-20350557. Verschillende andere aandoeningen, waaronder nier- en hartkwalen, zijn eveneens contra-indicaties voor het dragen van compressiekleding.

Meer is niet altijd beter wat betreft compressie. Klasse 3 en 4 kleding kan moeilijk aan en uit te trekken zijn en een kledingstuk is nutteloos als het in de kast blijft liggen. De realiteit is dat het dragen van compressiekleding pijnlijk kan zijn voor sommige mensen met lipoedeem, ook al is het kleding van de juiste klasse. Dit kan frustrerend zijn voor mensen die net gediagnosticeerd zijn en dure compressiekleding hebben gekocht. Ik moedig patiënten altijd aan hun kleding meer te dragen door geen alles-of-niets mentaliteit te hebben en in plaats daarvan zelf te beslissen wanneer ze compressiekleding willen dragen.

Vraag advies aan een arts voordat je 's nachts compressiekleding voor overdag draagt. Een kledingstuk gemaakt van schuim en ontworpen met speciale kanalen voor gelijkmatige compressie kan een goede optie zijn als er fibrotisch weefsel is ontstaan op de ledematen.

Sommige mensen met lipoedeem vinden dat het dragen van compressiekleding het meest helpt tijdens het sporten (behalve in het zwembad, want compressie is niet nodig in het water), tijdens reizen met vliegtuig of de auto of als zij lang moeten staan. Een andere mogelijkheid is om te beginnen met een lagere klasse compressie om te kijken of je lichaam kan wennen aan het gevoel. Vertel de persoon die je de kleding aanmeet in detail over de pijn die je voelt tijdens het dragen, want pijn die direct na het aantrekken ontstaat heeft een andere oorzaak dan pijn die ontstaat na het lang dragen van een kledingstuk.

Als je het woord compressie leest, zie je dan een oma in haar steunkousen voor je? Wie wil er gevangengenomen wordne door steunkousen, terwijl we ons nog zo jong voelen? Mijn advies is om alle kleuren en opties te bekijken. Ik heb een cliënt met lipoedeem met veel gevoel voor stijl die een hekel heeft aan beige compressiemouwen en daarom zwarte compressiekleding draagt naar haar werk, omdat het dan lijkt alsof ze een shirt met lange mouwen heeft aangetrokken.

Als je compressiekleding van het merk Jobst koopt, vraag de verkoper dan om contact op te nemen met hun lokale vertegenwoordiger voor informatie over het aanpassen van het kledingstuk voor lipoedeem. De fabriek zal vervolgens aanpassingen maken aan de pasvorm en de comfortzone van het kledingstuk.

Als je al compressiekleding hebt:

Wanneer vind je het niet nodig om compressiekleding te dragen?

_____

_____

_____

Wanneer moet ik absoluut compressie dragen om pijn/ zwelling te voorkomen?

_____

_____

_____

Hoe kan ik onthouden dat ik compressiekleding moet dragen?

_____

_____

_____

Met welke trucs maak ik mijn compressiekleding stijl-vol?

_____

_____

_____

Cupping

Als ik cupping zeg, denk je dan aan sporters met grote rode cirkels op hun rug? Er zijn verschillende soorten cupping. Ik richt me hier voornamelijk op een type cupping dat voorzichtiger en dynamischer is dan het traditionele alternatief.

Cupping maakt gebruik van een vacuüm om negatieve druk te creëren in het lichaamsweefsel. Bij mensen moet lipoedeem moet cupping alleen gedaan worden door een professional met kennis van het lymfatisch systeem, omdat de vloeistoffen die door de behandeling naarboven komen door het lymfatisch systeem uit het lichaam worden verwijderd.

De behandeling is makkelijker voor de therapeut door gebruik te maken van een cupping-apparaat met constante zuigkracht. Siliconen cups kunnen gebruikt worden voor handmatige behandeling. De huid wordt dan ingesmeerd met olie (sommige therapeuten geven de voorkeur aan jojoba-olie), waarna de cups worden gebruikt met minimale druk nadat eerst de lymfeknopen in de nek-, buik- en liesregio (en die in de oksels als het bovenlichaam wordt behandeld) manueel zijn behandeld.

Ik pas graag lymfatische cupping toe bij mijn cliënten en heb gemerkt dat de behandeling zacht genoeg is om te gebruiken bij cliënten ouder dan 70 en cliënten die liposuctie of andere plastische chirurgie, zoals abdominoplastie, hebben ondergaan.

Sporttape

De eerste keer dat ik sporttape zag, was op de Olympische spelen in 2012. Heb je wel eens gezien dat sporters felgekleurde tape op hun lichaam dragen? De tape tilt de huid voorzichtig op, waardoor de interstitiële druk verandert en de lymfevaten worden gestimuleerd om meer vloeistof terug te brengen naar het hart. Wanneer de sporter beweegt, stimuleert de

pompfunctie van de spieren ook de lymfatische doorstroom.

Maar werkt het echt? Volgens "Specialist approaches
to managing lipoedema" door Amy Fetzer is atletisch
tapen "een vorm van negatieve druk" die "bekend
staat om de hulpzame werking bij het verminderen van
oedeem en pijn."[76] Toen ik stage liep bij een fysiotherapeut, zag ik dat verschillende therapeuten succes
hadden met het gebruik van sporttape bij patiënten
zonder lipoedeem met gewrichtspijn aan de knie.

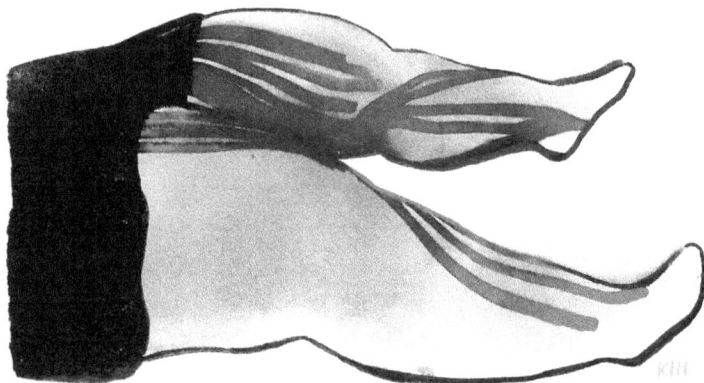

Een goede bron van informatie over het gebruik van
sporttape voor het bevorderen van de lymfatische

---

[76] Fetzer, 2016

stroom, is Kenzo Kase's instructiegids "Kinesio Taping for Lymphoedema and Chronic Swelling" voor fysiotherapeuten. Verder raadt de website Theratape. com aan om 'fan strips' te gebruiken om zwelling te verminderen.[77] Theratape heeft ook een uitgebreid Pinterest-board met foto's van sporttape voor oedeem en kneuzingen: https://www.pinterest.com/theratape/kinesiology-tape-edema.

Diepe oscillatie

Diepe oscillatie gebruikt laag-intense en laagfrequente elektrostatische velden om pijn en oedeem te verminderen. In het artikel "Specialist approaches to managing lipoedema" schrijft Amy Fetzer dat "patiënten anekdotisch hebben verteld dat de behandeling nuttig was, vooral voor zelfmanagement, en velen merkten dat regelmatige behandelingen het beheersen van de aandoening makkelijker maakte."[78] Hivamat is een apparaat voor diepe oscillatie dat een "intermitterend elektrostatisch veld gebruikt om circulatie en lymfatische stroom te stimuleren en daardoor oedeem

---

[77] How Kinesiology Tape Helps with Lymphatic Drainage, 2018

[78] Fetzer, 2016

te verminderen."[79] De Hivamat kan in combinatie met MLD ook nuttig zijn om zwelling te verminderen. Mocht MLD te pijnlijk zijn, probeer dan de Hivamat te gebruiken om te zien of de behandeling dan draaglijker is.

Cavitatie en schokgolftherapie

Dr. Marco Cardone van het Department of Rehabilitation Medicine in het San Giovanni Battista ziekenhuis in Rome, Italië, gebruikt een combinatie van cavitatie en echogolven, MLD en schokgolven om pijn te bestrijden bij patiënten met lipoedeem.[80] Echogolfcavitatie gebruikt geluidsgolven om vetcellen af te breken. De cellen worden vervolgens opgenomen door het lymfatisch systeem. Schokgolftherapie kan eveneens fibrose verminderen en het lymfatisch systeem stimuleren.[81]

Cyclic Variations in Adaptive Conditioning (CVAC)

Een studie uitgevoerd door Dr. Herbst, gepubliceerd in het Journal of Pain Research, concludeerde dat

---

[79] Munnoch et al., 2016

[80] Cardone, 2015

[81] Michelini et al., 2010

cyclische pneumatische hypobarische compressie van het lichaam pijn kan verlichten bij patiëten met Adiposis dolorosa, ook wel bekend als de ziekte van Dercum. Hoe werkt dit? Herbst schrijft dat "pijn bij lipoedeem waarschijnlijk het gevolg is van hypoxie, inflammatie en necrose van adipocyten."[82] Volgens Ian Robb "brengt Cyclic Variations in Adaptive Conditioning (CVAC) precies samengestelde ritmische variaties in druk, temperatuur en luchtdichtheid aan op het lichaam. De veranderingen in druk creëren golven van tensie en relaxatie, wat het pulsatiële ritme van ademhaling, spiercontractie en circulatie tijdens interval-, circuit- en krachttraining nabootst. Het proces is veilig, kan zittend worden gedaan en duurt slechts twintig minuten."[83] Lees meer over CVAC-machines op http://cvacsystems.com.

Stimulatie van de nervus vagus

Kunnen we inflammatie verminderden door de nervus vagus te prikkelen? Zoals ik eerder al zei, wordt pijn in lipoedeem waarschijnlijk gedeeltelijk veroorzaakt door

---

[82] Herbst, 2010

[83] Robb, I. Personal communication, 11 december 2017

inflammatie van vetcellen.[84] Kan het verminderen van inflammatie in ons lichaam helpen de symptomen van lipoedeem te bestrijden? Het kan zeker geen kwaad om de negatieve gevolgen van stress in ons leven te verminderen, of we nu lipoedeem hebben of niet.

Een specifieke manier waarop je stress kan verminderen, heeft betrekking op de nervus vagus. De tiende hersenzenuw, ook wel bekend als de nervus vagus, loopt van het brein naar de oren, stembanden, hart, longen en spijsverteringsorganen. Het is eigenlijk een kluwen zenuwen die bijna alle organen in het lichaam met elkaar verbindt. Wanneer de activiteit in de nervus vagus is verhoogd, wordt het parasympathische zenuwstelsel actief en scheiden de afferente of efferente zenuwtakken de neurotransmitter acetylcholine uit. In het artikel "Vagus Nerve Stimulation Dramatically Reduces Inflammation" in Psychology Today schrijft Bergland dat "de nervus vagus het belangrijkste onderdeel van het parasympathische zenuwstelsel is die de 'rest-and-digest' (rusten en

---

[84] Herbst, 2010

verteren) of 'tend-and-befriend' (verzorgen en liefheb-ben) responses reguleert."[85]

Conclusie: het stimuleren van de nervus vagus om actylcholine uit te scheiden vermindert stressgerela-teerde inflammatie in het lichaam.

Hoe kunnen we stimulatie van de nervus vagus gebruiken om inflammatie te verminderen? Ten eer-ste moeten we weten hoe we kunnen zien dat de zenuw is geactiveerd. In het artikel "The Biology of Kindness: How It Makes Us Happier and Healthier" in Time schrijft neurowetenschappelijk journalist Maia Scalavitz dat "de vagus reguleert hoe de hartslag effi-ciënt verandert in verhouding tot de ademhaling; over het algemeen is de variabiliteit van de hartslag groter bij meer activiteit."[86] Het doel? Een snellere hartslag bij inademen en een lagere hartslag bij uitademen. Als de variabiliteit van de hartslag is toegenomen, is dat een sterke aanwijzing dat de nervus vagus wordt gestimuleerd.

---

[85] Bergland, 2016

[86] Szalavitz, 2013

Mensen blijken instinctief te weten hoe we onze nervus vagus moeten beïnvloeden. We wassen ons gezicht met koud water oms onszelf wakker te maken. Bidden met een rozenkrans of samen zingen maakt ons rustig, doordat dit de nervus vagus activeert. De nervus vagus is misschien zelfs een onderdeel van onze intuïtie, omdat ons 'onderbuikgevoel' zou kunnen ontstaan uit de vagus die signalen van de buikorganen naar de hersenen stuurt. Laten we nu een aantal andere manieren bekijken om de nervus vagus te stimuleren, waaronder meditatie en ademhaling.

De nervus vagus en meditatie

In het artikel "How Positive Emotions Build Physical Health: Perceived Positive Social Connections Account for the Upward Spiral Between Positive Emotions and Vagal Tone" deelt onderzoeker Bethany E. Kok de resultaten van een onderzoek dat keek of kalme en vriendelijke meditatie gericht op sociale perceptie de activiteit van de nervus vagus zou verhogen. Deelnemers volgden zes weken lang een uur lang meditatieles per week en werden aangeraden om ook thuis dagelijks te mediteren.

Het onderzoek concludeerde dat meditatie daadwer-kelijk een effect had, omdat de "toegenomen positieve emoties [...] een verhoogde activiteit in de vagus als gevolg hadden. Dit effect werd gemedieerd door toe-genomen perceptie van sociale verbondenheid."[87] Een kanttekening: Szalavitz legt uit dat "simpelweg mediteren echter niet altijd leidde tot een meer actieve vagus. De verandering kwam alleen voor bij deelne-mers die zich gelukkiger en meer sociaal verbonden voelden; deelnemers die evenveel mediteerden maar zich niet meer gehecht voelden aan anderen, toonden geen verhoogde activiteit van de vagus."[88]

Dit is een belangrijke conclusie en een goede reden om groepsmeditatie te proberen, net als groepsactivi-teiten in andere delen van je leven als solo-meditatie je geen gevoel van sociale verbondenheid geeft.

Hoe kun je zelf kalme en vriendelijke meditatie pro-beren? Meditatie-onderzoekers Mary Brantley en Barbara L. Frederickson, die deel uitmaakten van van het onderzoek van Kok dat eerder werd geciteerd,

---

[87] Kok et al., 2013

[88] Szalavitz, 2013

raden de volgende boeken en CDs van wereldbe-
roemd meditatiedocent Sharon Salzberg aan:

▶ Real Happiness (inclusief CD), Workman, 2011

▶ The Force of Kindness (inclusief CD), Sounds
True, 2005

▶ Loving-Kindness: The Revolutionary Art of
Happiness, Shambhala, 1995

De nervus vagus en ademhaling

Het aloude advies voor omgaan met een moeilijke
situatie was bij mij thuis vroeger "diep ademhalen." Ik
kan me inderdaad herinneren hoe ik als klein meisje
huilde en de details van een pijnlijke situatie vertelde
aan mijn ouders – ik moest zonder twijfel eerst kalmeren voordat ik mijn probleem kon oplossen. Hadden
mijn ouders gelijk toen ze me aanraadden diep adem
te halen? Bergland zegt dat "acetylcholine een soort
kalmerend middel is dat je jezelf kan toedienen door
een paar keer diep in te ademen en langzaam uit te
ademen. Bewust de kracht van de vagus gebruiken

kan een toestand van innerlijke kalmte creëren terwijl je de inflammatoire reflex dempt."[89]

Als volwassene ben ik erachter gekomen dat sommige diepe ademhalingen beter werken dan anderen. In het artikel "Cardiovascular and Respiratory Effect of Yogic Slow Breathing in the Yoga Beginner: What Is the Best Approach?" vonden Mason et al. dat "langzaam ademen met gelijke in- en uitademing de beste techniek is om de baroreflexsensitiviteit te verbeteren bij deelnemers die nooit eerder yoga hadden beoefend."[90] Baroreflexsensitiviteit wordt ookwel cardiale-vagale baroreflexsensitiviteit genoemd. Het onderzoek testte twee langzame ademhalingstechnieken: een symmetrische stijl met vijf seconden inademen en uitademen en een asymmetrische stijl met drie seconden inademen en zeven seconden uitademen. Beide soorten resulteerden in zes ademhalingen per minuut tegenover een reguliere ritme van vijftien ademhalingen per minuut.

---

[89] Bergland, 2016

[90] Mason et al., 2013

Conclusie? Minstens vijf seconden uitademen en langzamer inademen dan normaal activeert de nervus vagus en verhoogt de zuurstofsaturatie in het bloed.[91]

Een interessant onderzoek concludeerde dat het beoefenen van de yoga-ademhaling Bhramari Pranayama de parasympathische zenuwactiviteit kan verhogen. In de studie "Immediate Effects of Bhramari Pranayama on Resting Cardiovascular Parameters in Healthy Adolescents" vonden onderzoekers dat vijf minuten oefenen "de cardiovasculaire parameters in rust verbeterde bij gezonde adolescenten."[92]

Je kan Bhramari Pranayama zelf proberen door de volgende stappen te volgen:

1. Ga comfortabel zitten en doe je ogen dicht;

2. Adem vijf seconden in door je neus;

3. Adem vijftien seconden uit door je neus, terwijl je ondertussen:

---

91 Mason et al., 2013

92 Kuppusamy et al., 2016

a. Beide oren dichthoudt met je duimen, handen of een ander voorwerp als je je handen niet goed kunt gebruiken, en

b. Maak het geluid A U Mmmm; laat de toon resoneren in je neus.

Als je het gevoel hebt dat je schedel trilt en je klinkt als een wesp, dan doe je het goed! Kuppusamy zegt dat Bhramari Pranayama "milde vibraties veroorzaakt in de wanden van de neus." Deelnemers deden de ademhalingsoefening drie tot vier keer en namen daarna een minuut lang rust, waarbij ze normaal ademden.[93] Ik heb deze techniek een aantal jaren geleden geleerd en het verbaast me hoe kalm ik me voel na slechts een minuut! Ik hou van het trillende gevoel in de botten van mijn gezicht en gebruik het om tot rust te komen na een stressvolle situatie.

Zingen is eveneens een geweldige manier om de ademhaling te reguleren en de nervus vagus te activeren. Samen met anderen zingen kan tevens een element van sociale verbondenheid toevoegen,

---

[93] Kuppusamy et al., 2016

waarvan we net hebben geleerd dat het ook bijdraagt aan stimulatie van de nervus vagus! In het onderzoek "Music structure determines heart rate variability of singers" vonden Vickhoff et al. dat "de lengte van de zinnen in een lied de ademhaling begeleidt, wat ervoor zorgt dat de frequentie en fasen van ademhaling en de HRV [variabiliteit van het hartritme] van zangers op elkaar afgestemd wordt. Zingen zorgt voor langzame en diepe ademhaling en activeert wat RSA [respiratoire sinusaritmie], de link tussen HRV en de ademhaling. Vickhoff zegt dat "RSA geassocieerd is met invloed van de vagus en gerapporteerd welzijn. Zingen kan gezien worden als initiatie van een vagale stimulans en zendt golven van ontspanning door het koor."[94] Als je zingt in een koor, is dit een geweldige reden om daarmee door te gaan.

Rachael Griffith is operazangeres en heeft lipoedeem. Hier deelt ze haar tips over ademhalen:

> Als je nog niet naar een fysiotherapeut bent geweest, doe dat dan. Diep ademhalen helpt bij het activeren van de lymfeknopen in je torso. Ik

---

[94] Vickhoff et al., 2013

heb het geluk dat dit voor mij makkelijk is dankzij alle klassieke zangtraining die ik heb gehad.
Zangtraining heeft veel overeenkomsten met iets
als yoga. Als zanger leg je namelijk contact tussen je ademhaling en je lichaamshouding, zodat
je efficiënter ademhaalt en mooie, consistente
klanken produceert.

Mijn favoriete ademhalingsoefening is 'Cat/Cow.'
Je gaat op handen en voeten zitten, je knieën
onder je heupen en je handen onder je schouders.
Wanneer je inademt buig je je rug naar beneden
en duw je je stuitje en kin omhoog. Wanneer je
uitademt maak je je rug bol, trek je je bekken en
kin naar beneden en trek je je navel in. Deze oefening beweegt mee met de ademhaling en is dus
niet heel zwaar. Je hoeft niets te forceren.

Ik doe ook graag zogenaamde '4-4-8en' waarbij
je vier seconden inademt, je je adem vervolgens
vier seconden inhoudt en uitademt in acht seconden. De truc is om je adem niet in te houden in
je keel. Sluit je keel daarom niet af, maar houd
de lucht vast in je longen door je middenrif te

gebruiken. Iedere keer wanneer je uitademt, houd je je rug recht en laat je je buik het werk doen in plaats van dat je je schouders of torso laat inzakken.[95]

Rachael Griffith beantwoord andere vragen over haar leven met lipoedeem verder in dit boek, dus lees vooral door!

De meesten van ons hebben voor het eerst gezongen in de kerk of in een andere religieuze omgeving. Maar als we niet regelmatig naar religieuze diensten gaan, waar kunnen we dan zingen in een groep? Kirtan kan de oplossing zijn. Kirtan is een niet-religieuze zanggroep die meestal mantra's zingt. Kirtangroepen zijn traditioneel altijd gratis. De kirtangroep in San Diego houdt hier een lijst bij van alle kirtan-evenementen in de omgeving van San Diego: https://www.meetup.com/San-Diego-County-Kirtan.

Biofeedback

Volgens de Mayo Clinic geeft "biofeedback je de macht om je lichaam te controleren met je gedachten, vaak

---

[95] Mailwisseling met de auteur, 23 april 2018

om daarmee een aandoening te bestrijden of fysieke prestaties te bevorderen."[96] Mijn eerste ervaring met biofeedback was als kind. Mijn moeder gebruikte het om de pijn van haar borstkanker te controleren en nam me mee naar een van haar afspraken. Ze werd gekoppeld aan een machine die haar monitorde en kon vervolgens informatie van de machine gebrui-ken om haar pijn te reguleren. Lees hier meer over biofeedback: https://www.mayoclinic.org/tests-proce-dures/biofeedback/about/pac-20384664.

Meditatie voor intense pijn

Tara Brach deelt haar kennis over pijn en meditatie in de video Tara Talks — Guided Practice: When the Pain is Too Strong. Hoe kunnen we werken aan onze pijn wanneer die ondraaglijk is? Bekijk de video hier: https://youtu.be/JfJ6LhMsM0Q. Een andere goede bron is de blogpost "Working with Pain – Summary of Mindfulness Strategies" van Brach die je kan vinden op https://www.tarabrach.com/working-pain-mindfulness.

---

[96] Biofeedback, 2018

Bitterzoutbaden

Ik hoorde voor het eerst over bitterzoutbaden, ook wel bekend als Epsom-zoutbaden, op de massageschool. We mochten kleine zakjes bitterzout meegeven aan onze cliënten na hun massage in de studentenkliniek. Werkt het echt? Het botten-, spieren- en gewrichten-team van de Cleveland Clinic denkt van wel en raadt bitterzout aan voor het verminderen van voet- en enkelzwellingen door patiënten "vijftien tot twintig minuten hun voeten en enkels te laten weken in een koud bad gevuld met bitterzout om pijn door zwelling te verminderen."[97] Als je diabetische neuropathie hebt in je voeten, voel dan eerst met je handen of het water niet te koud is. Wil je iets nieuws proberen, voeg dan een paar druppels essentiële olie toe aan het water.

Hydrotherapie

Warm en koud contrasterende hydrotherapie kan zowel bij mensen met lipoedeem als gezonde mensen pijn verminderen. Het beroemde Caracalla-spa in Baden-Baden, Duitsland, heeft bijvoorbeeld naast

---

[97] 6 Best Fixes for Pain and Swelling in Your Feet and Ankles, 2016

elkaar gelegen warme en koude zwembaden waar de gasten tussen wisselen. Hoe werkt het? Blootstelling van onze huid aan koude temperaturen zorgt ervoor dat de bloedvaten zich uitzetten (vasodilatatie) en er meer bloed gaat stromen onder de gekoelde huid. De bloedstroom neemt toe, omdat het lichaam probeert de interne temperatuur constant te houden.

Morton vond dat "wisselbaden een valide methode is om lactaat sneller uit het plasma te laten verdwijnen tijdens het herstel van intense anaërobische inspanning bij zowel mannen als vrouwen."[98] De onderzoekers lieten deelnemers liggend op bed herstellen of wisselbaden nemen waarbij ze "gedeeltelijk onderdompelden in warm (36°C) en koud (12°C) water."[99] Wil je meer informatie over hydrotherapie? Een grondige meta-analyse van Mooventhan en Nivethitha naar onderzoeken naar hydrotherapie getiteld "Scientific Evidence-Based Effects of Hydrotherapy on Various Systems of the Body" gepubliceerd in het North American Journal of Medical Sciences is beschikbaar op https://www.ncbi.nlm.nih.gov/pmc/articles/PMC4049052.

---

[98] Morton, 2007

[99] Morton, 2007

Vraag aan je dokter of hydrotherapie ook voor jou geschikt is. Als je lymfoedeem hebt, raad ik je aan geen heel heet of heel koud water te gebruiken omdat dat een negatief effect zou kunnen hebben op je lymfatisch systeem. De temperatuurschommelingen van hydrotherapie worden ook afgeraden als je last hebt van inflammatie, de ziekte van Raynaud of een beschadigde huid.

Zwemmen in koud water kan dezelfde positieve effecten hebben als hydrotherapie. Huttunen et al. onderzochten zwemmers die trainden in de wintermaanden en vonden dat "spanning, vermoeidheid, geheugen en stemming significant verbeterden bij de zwemmers [...] Na vier maanden voelden zij zich energieker, actiever en fitter dan de controlegroep." Daarnaast hadden "alle zwemmers die leden aan reuma, firbomyalgie of astma die winter minder last van pijn."[100]

Ontzag

De afgelopen jaren is het een gewoonte geworden voor mijn man en mij om natuurparken te bezoeken

---

[100] Huttunen et al., 2004

tijdens onze vakanties. Er staan veel foto's van natuur op mijn Instagram, omdat ik het gevoel van ontzag gebruik om mijn gezondheid te verbeteren. Onderzoek heeft aangetoond dat mensen die meer postieve gevoelens ervaren, waaronder "ontzag, bewondering en verbazing," minder van het cytokine interleukine 6 hebben, een marker van inflammatie.[101]

Heb je ooit zoiets moois gezien dat het leek alsof de tijd even stilstond? Dat is het het gevoel van ontzag waar ik op doel.

Hieronder heb ik een experiment van zeven stappen beschreven dat het effect van ontzag op je lichaam laat zien.

- ▶ Ga lekker zitten op een veilige plek en doe je ogen dicht

- ▶ Haal en rustig en diep adem

- ▶ Denk aan een moment waarop je ontzag voel-de

---

[101] Anwar, 2015

► Hoe voelde je je, waar was je en met wie was je? Voel de emotie diep in je lichaam

► Ervaar wáár je de emotie voelde. Voelde je het ontspannen van je schouders en gezicht zich toen je terugdacht aan de ervaring?

► Doe je ogen open en haal weer diep adem

Hoe druk en overweldigd voel je je nu vergeleken met het moment voordat je je ogen had dichtgedaan?

Dingen die me ontzag, verwondering of verbazing laten voelen:

_____

_____

_____

Supplementen

Ik ben geen professional op het gebied van voedingssupplementen, dus laat ik dat liever over aan de experts. Canning en Bartholomew zeggen dat "natuurgeneesmiddelen zoals paardenkastanje of diosmine wisselende resultaten hebben en meestal effectiever zijn wanneer de zwelling een veneuze component heeft."[102] Dr. Herbst noemt een lijst van supplementen die kunnen helpen bij mensen met lipoedeem en raadt in het bijzonder supplementen aan die de darmflora gezond houden; de gezondheid van hypertrofische vetcellen verbeteren en de functie van het immuunsysteem, de mitochondriën en het lymfatisch systeem bevorderen; pijn, inflammatie, activiteit van mestcellen en lekken van bloed- en lymfevaten verminderen; en gestold eiwit in het vetweefsel afbreken.[103] Het document "Medicine and Supplements for People with Lipedema and Dercum's Disease" van TREAT is beschikbaar op http://treat.medicine.arizona.edu/sites/treat.medicine.arizona.edu/files/medicine-and-supplements-handout-fdrs-2016_without_color.pdf.

Dr. John (Jerry) Bartholomew gaf in 2008 een presentatie getiteld "Herbal Medications and Their Application to Patients with Lipedema and Dercum's Disease" op de conferentie van de Fat Disorders Resource Society. Bartholomew noemde zwarte zilverkaars, Japanse

---

[102] Canning & Bartholomew, 2017

[103] Herbst, z.d.

notenboom, paardenkastanje, zeedenextract en mariadistel als natuurlijke remedie. Hij noemde ook het gebruik van gammabenzopyrenen en saponine. Ik raad je aan een arts te raadplegen voordat je deze medicatie gebruikt.

De filosofie van kruidenkenner Shana Lipner Grover over geneeskrachtige kruiden is dat "alle onderdelen van het leven in de natuur draaien om balans en wanneer die balans is verstoord, er symptomen zichtbaar worden. Als de oorzaak van de symptomen niet wordt aangepakt, komt de disbalans dieper te liggen en ontstaan er ergere symptomen of soms zelfs fysieke instorting." Grover zegt dat "het lymfatisch systeem een belangrijke rol speelt in de balans in het lichaam tussen de cycli van inflammatie, stagnatie, vertering, immuniteit, ontgifting et cetera. Het lymfatisch systeem is cruciaal om het lichaam te helpen een balans te vinden tussen infectie- en immuunsysteemrespons, congestie en stagnatie, absorptie van voedingsstoffen en uitscheiding van afvalstoffen, inflammatie en heling. Doordat het lymfatisch systeem vloeistoffen gebruikt om afvalstoffen en andere dingen te verplaatsen, zijn goede hydratatie en beweging cruciaal voor een goed functionerend lymfesysteem."[104]

Grover beschrijft verschillende veelgebruikte kruiden die een direct of indirect effect hebben op het lymfatisch systeem. Onthoud echter dat als je geen oedeem hebt, je geen kruiden nodig hebt die het lymfatisch systeem helpen.

Kleefkruid (Galium aparine)

Botanische familie: Rubiaceae (koffiefamile)

Opmerkingen: Mild diuretisch effect, maakt het lymfatisch stelsel schoon

Calendula (Calendula officinalis)

Botanische familie: Asteraceae (zonnebloem-familie)

Opmerkingen: Helend (wondgenezing); verzachtend; specifiek lymphatisch voor weefsel-inflammatie en wonden

---

[104] Mailwisseling met de auteur

Grote klit (Arctium lappa)

Botanische familie: Asteraceae (zonnebloem-familie)

Opmerkingen: Verkoelend voor de verhitte/over-werkte lever; stimuleert leverfunctie, vertering, huid en lymfe; laxerend en diuretisch (stimuleert verschillende manieren van eliminatie); werking neemt toe bij langdurige inname; in eerste instan-tie subtiel effect; ontstopt het lymfatisch systeem; potent maar mild lymfatisch kruid

Tekenen dat de kruiden hun werk doen: Betere spijsvertering; verminderd vochtvasthouden; afname in tekenen van hitte

Echinacea (Echinacea angustifolia, purpurea, pallida)

Botanische familie: Asteracea (zonnebloem-familie)

Opmerkingen: Polysacchariden, essentiële oliën en isobutemiden hebben effect op het immuun-systeem en lymfatische systeem; isobutemiden geven een prikkelend, tintelend gevoel in de mond; sialogogisch (stimuleert speekselsecretie); stimuleert lymfocyten (witte bloedcellen)

Spilanthes (Acmella sp)

Botanische familie: Asteraceae (zonnebloem-familie)

Opmerkingen: Kiespijnplant; stimuleert lymfatische doorstroom, sterk sialogogisch; samenstelling lijkt op Echinacea

Amerikaanse Sering (Ceanothus greggi, americanus, velutinus en meer)

Botanische familie: Rhamnaceae (vuilboomfamilie)

Opmerkingen: Direct lymphatisch effect; stimuleert lymphatische doorstroom en helpt bij het oplossen van stagnatie door infectie en inflammatie; verklevend aan membraan; efficientere opname van afvalstoffen; gebruikt voor alle verstoppingen, waaronder loopneus, chronische bloedneuzen, voorhoofdsholteontsteking,

> keelontsteking, ontstoken amandelen, keelpijn, kaakabcessen, hoofdpijn door leververvetting, aambeien, spataderen, hevige menstruatie, prostaatcongestie et cetera; lost de oorzaak van inflammatie niet op, alleen de verspreiding ervan

Grover zegt ook dat "er nog veel meer lymfatische kruiden zijn, waaronder rode klaver, vogelmuur, ocotillo en anemopsis." Lees meer over Shana Lipner Grover op haar website, https://www.sagecountryherbs.com.

Andere supplementen waar ik over gehoord heb zijn systemische proteolytische enzymen en de enzymen serrapeptase en nattokinase.

Wat je NIET moet innemen

Het is belangrijk om te vertellen dat Herbst opmerkt dat "het gebruik van diuretica bij lipoedeem voor het ontstaan van lymfoedeem kan leiden tot de ontwikkeling van pseudo-Bartter's syndroom," een zeldzame metabolische afwijking.[105]

---

[105] Herbst, 2012

Natuurlijke middelen tegen pijn en zwelling

Verschillende plastisch chirurgen die ik ken, raden Arnica aan tegen pijn en kneuzing na een operatie. Ik gebruik Arnica als zalf in plaats van in pilvorm, zowel thuis als bij mijn cliënten in mijn massagestudio.

Sinds recreationeel gebruik van marihuana werd gelegaliseerd in Californië in 2018, is de interesse in het gebruik van cannabisolie (CBD) toegenomen. Ik leer steeds meer over dit medicijn en heb verschillende adressen waarmee je contact kunt opnemen als je persoonlijke begeleiding wilt bij het kiezen van een marihuana- of hennepproduct dat bij jou past. Breng het ter sprake bij je volgende bezoek.

Massage

Interessant genoeg helpen veel van de in dit boek genoemde ideeën voor het behandelen van de symptomen van lipoedeem ook bij de behandeling van de symptomen van artrose in de knie. Een onderzoek vond dat acht wekelijkse massages van een uur resulteerden in een verbetering van de "pijn, stijfheid en functie" van de knie.[106] Dit onderzoek was niet specifiek gericht op mensen met lipoedeem en sommige mensen met lipoedeem vinden dit type massage wellicht ook te pijnlijk. Masseurs die meer informatie willen over het type massage dat werd gebruikt, kunnen het schema in het artikel "Massage Therapy for Osteoarthritis of the Knee: A Randomized Dose-Finding Trial" van Perlman et al. raadplegen op https://www.ncbi.nlm.nih.gov/pmc/articles/PMC3275589.107[107]

Wat zijn mogelijke positieve effecten die het uitproberen van deze ideeën kunnen hebben op de pijn en inflammatie in mijn lichaam:

_____

_____

_____

Waarom wil ik de pijn en inflammatie in mijn lichaam veranderen?

_____

_____

_____

---

[106] Juberg et al., 2015

[107] Perlman et al., 2012

Ben ik er klaar voor om de pijn en inflammatie in mijn lichaam te veranderen?

_____

_____

_____

Hoe toegewijd ben ik om nieuwe manieren te proberen die de pijn en inflammatie in mijn lichaam kunnen verminderen?

_____

_____

_____

Welke stappen heb ik al ondernomen om de pijn en inflammatie te verminderen?

_____

_____

_____

Wat kan me er de komende weken van weerhouden om enkele van deze nieuwe ideeën uit te proberen?

_____

_____

_____

Wie of wat kan me helpen bij het uitvoeren van dit plan?

_____

_____

_____

Welke behandelingen voor het bestrijden van pijn en inflammatie geven me voor mijn gevoel meer controle over mijn lipoedeem?

_____

_____

_____

Maak kennis met Rachael Griffith, operazangeres

Zo gaat Rachael Griffith om met haar lipoedeem.

Hoe voelt het om lipoedeem te hebben?

Het antwoord op deze vraag bestuit uit meerde-re delen. Fysiek is het moeilijk. Het woord dat in me opkomt is 'zwaar'. Mijn benen en armen voelen alsof ze een ton wegen, vooral als ik een tijdje mijn compres-sie niet draag of mijn pomp niet gebruik. Soms voelt het alsof ik een fat suit draag. Wanneer ik mijn lipoe-deem goed onder controle heb, heb ik de energie en het uithoudingsvermogen om te bewegen, lopen en dansen als iemand die half zo zwaar is als ik, maar mijn bewegingsvrijheid is beperkt door het lipoedeemvet (wat hard en bobbelig is, dus niet samendrukt zoals normaal vet). Nu we het hebben over dat vet, het doet PIJN. Zelfs als mijn kitten alleen maar met haar pootje een bepaalde plek op mijn schoot raakt, voelt het alsof ik in mijn been ben gestoken en gil ik het uit van de pijn. Ik schatte ooit een hoek verkeerd in en stootte met mijn bovenarm tegen de muur. Ik ging bijna van mijn stokje.

Mentaal kan het afwisselend ondraagelijk of troostend zijn, afhankelijk van mijn stemming. Voordurende pijn kan psychisch zwaar zijn. Dat, in combinatie met het rondsjouwen van al dit gewicht, zorgt ervoor dat ik snel moe word.

Mijn favoriete vrijetijdsbesteding is slapen! Het is verleidelijk om veel energie te besteden aan wat we denken dat mensen van ons uiterlijk vinden. Dat is verchrikkelijk. Ik heb hier vaak moeite mee. Soms gaat het zelfs zo ver dat ik excuses verzin wanneer ik eten koop of bestel. Zo had ik ooit het gevoel dat het nodig was om de cassière in de supermark te vertellen dat de donuts die ik kocht niet voor mij waren, maar dat ik ze aan mijn kinderen had beloofd. Ze vroeg niets, keek me niet raar aan en zei niets, maar toch had ik het gevoel dat ik dat moest zeggen om me te verdedigen tegen het oordeel dat ik dacht dat ze over me had.

Maar, zoals ik eerder al zei, kan de diagnose ook een troost zijn. Het is fijn om te weten, na al die jaren zwaarder waarin ik zwaarder ben geworden ondanks al mijn pogingen om af te vallen, dat het NIET MIJN SCHULD is. Doordat ik dat weet, lukt het me beter om van mezelf te houden en dankbaar te zijn voor alles wat mijn lichaam WEL kan in plaats van te treuren om de dingen die ik niet kan doen. Ik ben echter hier nog geen expert in.

Daarentegen, soms lukt het totaal niet, maar ik herinner mezelf er iedere dag aan, en blijf kleine stapjes nemen.

Hoe reageerden je familie en vrienden op je diagnose? Hoe steunden ze je?

Mijn familie probeert me zo goed als mogelijk te steunen. Soms realiseren mijn moeder (die ook lipoedeem heeft) en mijn zus zich niet hoe kwetsend het kan zijn wanneer ze me weer een link sturen over een dieet, opmerkingen maken over wat ik eet of klagen over hun eigen gewicht ... Maar ik leer dat hun problemen niet mijn problemen hoeven te zijn. Wat zij zeggen of denken hoeft mij niet te beïnvloeden. Ik heb geen controle over wat zij denken, ook niet met bergen informatie en onderzoek, maar ik heb wel controle over mijn reactie op hen. Ik heb een keuze.

Mijn man is een engel. We zijn soulmates. Dat is iets dat ik niet kan uitleggen als je het nooit zelf ervaren hebt. Toen we elkaar ontmoetten had ik maat 42, nu heb ik maat 56. Hij heeft nooit iets gezegd over mijn gewicht. Nooit. Het enige dat hij ooit heeft gezegd, is hoe mooi ik ben en hoeveel hij van me houdt. Ik geloof dat ik er emotioneel en mentaal veel slechter aan toe zou zijn als hij een man was die constant zou zeggen "zou je dat nou wel eten" of "ik hou van je, maar …".

Hij is soms gefrustreerd dat ik pijn heb. Hij wil me helpen, maar dat kan hij niet. Dat is moeilijk voor hem. Maar hij doet wat nodig is om te zorgen dat ik alles heb wat nodig is voor de behandeling van mijn lipoedeem en houdt alleen nog maar meer van me.

Hoe behandel je je lipoedeem?

Ten eerste wil ik vermelden dat ik type II lipoedeem heb, dus het zit van mijn middel tot mijn knieën en op mijn bovenarmen. Ik zit ergens tussen stadium 2 en 3 in. Dit is ongeveer mijn routine:

- ▶ 's Ochtends, nadat ik wakker ben geworden, spring ik vijftien tot twintig minuten op de trampoline

▶ Ik drink zoveel citroenwater als mogelijk (ik ben leraar, dus kan niet altijd naar het toilet)

▶ Ik draag dagelijks mijn compressiekleding

▶ Veel slapen

▶ Voordat ik naar bed ga, gebruik ik mijn lymfatische pomp

▶ Wanneer ik kan, duik ik het zwembad in

▶ Ik mediteer dagelijks

▶ Minstens drie keer per week doe ik yoga, waarbij ik me focus op mijn ademhaling.

▶ Ik ben lid van een steungroep (er is er een voor lipoedeem bij mij in de buurt, maar ik ben lid van Alcoholics Anonymous voor familieleden van alcoholisten. Het heeft me ZO veel geleerd, zoals niet invullen wat mensen over je denken, omgaan met wat je wél kan en loslaten wat je niet kunt veranderen en accepteren dat dit NIET MIJN SCHULD is.)

▶ Ik ben onlangs begonnen met EFT Tapping oefeningen. We zullen zien of het helpt.

▶ Op een dag hoop ik liposuctie te kunnen betalen om de kwaliteit van mijn leven te verbeteren. Voorlopig focus ik op wat ik kan doen om mijn ziekte onder controle te houden.

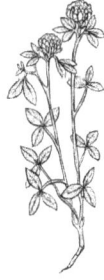

HOOFDSTUK 5

SLAAP BEVORDEREN EN VERMOEIDHEID VERMINDEREN

Heb je meer slaap nodig? Als je niet direct JA daarop antwoordt, beantwoord dan deze vijf vragen van de S.A.T.E.D.-beoordeling:

Satisfaction: Ben je tevreden met je slaap?

Alertness: Kun je de hele dag wakker blijven zonder moe te worden?

Timing: Slaap je (of probeer je te slapen) tussen 02:00 en 04:00 uur 's nachts?

Efficiency: Kost het je minder dan 30 minuten om in slaap te vallen?

Duration: Slaap je iedere nacht tussen de zes en acht uur?

Hoe heb je gescoord? Iederen vraag gaat over een aspect van je slaaphygiëne. Je krijgt een punt voor iedere vraag die je met 'ja' hebt beantwoord, dus een score van vijf is perfect. Laten we nu kijken naar wat er gebeurt als we onvoldoende slapen en waardoor onze slaap verstoord wordt.

Slaaptekort is gelinkt aan inflammatie. Hoewel zij geen mensen met lipoedeem onderzochten, vonden Mullington et al. dat "te weinig slapen leidt tot een systemische toename van de concentratie van inflammatoire stoffen die prognostisch significant kunnen zijn voor metabole ziekten."[108] Een onderzoek aan de universiteit van Emory nam een vragenlijst af bij meer dan vijfhonderd mensen van middelbare leeftijd en vondt dat mensen die zes uur of minder sliepen hogere concentraties hadden van de inflammatoire markers fibrinogen, IL-6 en C-reactief eiwit vergeleken met deelnemers die meer dan zes uur per nacht sliepen.[109]

---

[108] Mullington et al., 2010

[109] Poor Sleep Quality Increases Inflammation, 2010

In zijn boek The Sleep Solution beschrijft Dr. Chris Winter een belangrijk punt over slaperigheid: het is niet hetzelfde als vermoeidheid, en deze twee dingen met elkaar verwarren kan leiden tot slapeloosheid. Zijn advies aan patiënten is om "rust te nemen als je moe bent en te slapen als je knikkebolt." Wacht, zijn dat niet twee dezelfde dingen? Winter schrijft dat het "makkelijk is om slaap aan te wijzen als oorzaak van vermoeidheid en om te zeggen dat als je meer of beter zou kunnen slapen, je je beter zou voelen gedurende de dag."[110] Maar wat als de vermoeidheid het probleem veroorzaakt, niet slaapgebrek?

Vermoeidheid kan veroorzaakt worden door een traag werkende schildklier, bijwerkingen van medicatie, ijzertekort, ondervoeding, stress en nog veel meer andere aandoeningen en ziekten. Het punt? "Vermoeidheid ervaar je wanneer het lichaam weinig energie heeft dus wanneer je naar bed gaat wanneer je moe bent, maar niet slaperig, zul je ondanks je vermoeidheid moeizaam in slaap vallen omdat je niet slaperig bent. Dit is een oorzaak van slapeloosheid" aldus Winter.[111]

---

[110] Winter, 2017

[111] Winter, 2017

Als je niet kan slapen wanneer je slaperig bent, niet alleen moe, heb je wellicht een slaapstoornis. Er bestaan er meerdere stoornissen, maar slaapapneu komt het meest voor. Winter schrijft ook over andere slaapstoornissen die slaaptekort kunnen veroorzaken, waaronder het restless legs syndroom, narcolepsie, REM-slaap gedragsstoornissen, tandenknarsen en parasomieën. Winter koppelt slapeloosheid aan angst en schrijft dat "angst en hulpeloosheid brandstof zijn voor slapeloosheid." Dr. Winter gelooft dat het belangrijk is om "te controleren wat je kunt controleren" en dat "je geen controle hebt over de effectiviteit van de behandelingen voor slapeloosheid, maar alleen controle hebt over hoe je reageert op je slaapproblemen."[112]

Hoe kunnen we onze slaap verbeteren? Het UCSD Sleep Medicine Centrum raadt aan "alcohol te beperken of te vermijden, caffeïne te beperken of te vermijden, relaxatietechnieken (bijvoorbeeld diep ademhalen) te gebruiken, alleen in bed te gaan liggen als je wilt gaan slapen, oordoppen te dragen, in een

---

[112] Winter, 2017

donkere kamer te slapen en je slaapschema aan te passen."[113]

Wat als je dit allemaal hebt geprobeerd en nog steeds hulp nodig hebt met slapen? Mindfulnessprogramma's gericht op stressvermindering kunnen helpen met slaapproblemen. Het UCSD Centrum for Mindfulness is een goede plek om programma's te vinden. Hier vind je meer informatie: https://health.ucsd.edu/specialties/mindfulness/programs/mbsr/Pages/default.aspx

Het National Institutes of Health biedt een gratis online gids voor gezonde slaap aan: https://www.nhlbi.nih.gov/files/docs/public/sleep/healthy_sleep.pdf

Wat helpt me meer controle te houden over mijn slaap?

_____

_____

_____

Tijd om over vermoeidheid te praten

Ik had het eerder al over het verschil tussen vermoeidheid en slaperigheid. Veel mensen denken dat de

---

[113] Sleep Medicine Center, z.d.

beste oplossing voor vermoeidheid een nacht goed slapen is. Was dat maar waar. Als slaap niet helpt tegen vermoeidheid, wat kunnen we dan doen? Hier zijn een paar ideeën.

Probeer erachter te komen wat je vermoeid maakt en gun jezelf een pauze. Ben je overwerkt, volgepland of zeg je overal ja tegen? Om je gezondheid voorop te zetten, moet je anderen soms teleurstellen om je drukke schema te ontlasten.

Vraag om hulp. Dit is vooral moeilijk als we denken dat "als we iets goed willen doen, we het zelf moeten doen."

Pas je sportschema aan, zodat je niet vermoeider bent na het sporten dan ervoor. Maak bijvoorbeeld eens een wandeling door de natuur in plaats van yoga.

Lach meer! Vaak is stress de boosdoener wanneer ik vermoeid ben. Bennett en Lengacher hebben een overzicht gemaakt van onderzoeken naar de link tussen humor en het immuunsysteem. Alleen glimlachen of denken aan grappige dingen is niet genoeg om het immuunsysteem en 'natural killer' cellen (sterke onderdelen van het immuunsysteem) te stimuleren; we moeten hardop lachen om de positieve effecten van humor te ervaren.[114] In Hoofdstuk 8 zal ik je meer vertellen over lachyoga.

Wees vergevingsgezind. Onderzoek heeft uitgewezen dat vergevingsgezindheid de functie van het immuunsysteem kan verbeteren bij mensen die immuungecompromitteerd zijn door het percentage CD4-cellen (ook wel T-cellen of T-helpercellen genoemd) in het totaal aantal lymfocyten te verhogen.[115] Dominee Michael Barry PhD, aangesloten bij Cancer Treatment Centers of America, legt uit dat "wrok een staat is waarin een persoon negatieve emoties zoals boosheid en haat vasthoudt tegenover iemand die ze kwaad heeft gedaan" en dat "dit een staat van chronische angst creeërt."[116]

Als laatste en belangrijkste punt moet je stappen ondernemen om de ziekte of aandoening die de vermoeidheid veroorzaakt te behandelen. Zoals ik

---

[114] Bennet & Lengacher, 2009

[115] Harrison, 2011

[116] Harrison, 2011

eerder al zei, kan vermoeidheid veroorzaakt worden door schildklierproblemen, bijwerkingen van medicatie, ijzertekort, ondervoeding, stress en nog veel meer verschillende oorzaken.

De Spoon Theory

Ik ben ontzettend dankbaar dat Christine Miserandino haar 'Spoon Theory' met de rest van de wereld heeft gedeeld. Het is een manier om anderen meer te leren over de moeilijkheden van leven met een chronische ziekte.

In de Spoon Theory beelden we ons in dat we een beperkte hoeveelheid energie hebben die we goed moeten gebruiken. Miserandino, die zelf lupus heeft, had in een restaurant een gesprek met haar beste vriendin over hoe het is om ziek te zijn. Ze gebruikte het bestek op tafel als metafoor voor haar beperkte hoeveelheid energie. Ze gaf haar vriendin een paar lepels en vertelde haar dat als ze wilde weten hoe het is om chronisch ziek te zijn, ze een lepel moest inleveren om op te staan, zich klaar te maken, auto te rijden, te werken en ga zo maar door. Het punt is dat je maar een beperkt aantal lepels kunt inleveren om de dag door te komen.

Miserandino herinnert zich dat ze uitlegde dat "het verschil tussen ziek en gezond zijn is dat je keuzes moet maken en bewust moet nadenken over dingen waar anderen niet bij stilstaan. Gezonde mensen hebben de luxe van een leven zonder keuzes, een luxe die zij als vanzelfsprekend beschouwen."[117]

Mijn moeder had een ongediagnosticeerde bindweefselaandoening en pijnlijke lipomen, wat werd aangezien voor lupus. Ik ben blij dat ik steeds meer mensen spreek die de Spoon Theory kennen. Lees meer over Christine Miserandino op haar website, www.butyoudontlooksick.com.

Manieren waarop ik mijn vermoeidheid verminder:

_____

_____

_____

---

[117] Miserando, z.d.

Maak kennis met Karen Windsor

Zo gaat Karen Windsor om met haar lipoedeem.

Hoe voelt het om lipoedeem te hebben?

Lipoedeem voelt als kleine, zware kralen in het lichaam: ze vertragen je. Het heeft controle over je gewicht. Omdat de kralen zwaar zijn, ben jij zwaar. Het is pijnlijk wanneer ze ontstoken raken en ze beperken je mobiliteit. Het voelt alsof een buitenaards wezen je lichaam overgenomen heeft. Ook psychologisch heeft het enorm veel invloed op je. Het is moeilijk niet vergeten dat je een persoon bent, geen ziekte.

Hoe reageerden je familie en vrienden op je diagnose? Hoe steunden ze je?

Ik heb veel geluk gehad en weet dat niet iedereen dat kan zeggen. Mijn familie heeft me gesteund vanaf de eerste dag na mijn diagnose. Daarvoor zeiden ze constant tegen me dat ik moest diëten of meer moest sporten. Ze zeiden dat ik zelf mijn grootste vijand was, dachten dat ik in het geheim de koelkast leegat. Dit heeft veel invloed op me gehad. Als ik uit eten ga, denk ik nog steeds dat familie en vrienden of andere mensen letten op wat ik eet. Ik werd gepest op school. Ik was het dikke meisje, had het gevoel dat ik er niet bij hoorde. Nu staan mijn familie en vrienden honderd procent achter me.

Waarschijnlijk worden ze gek van mijn onderzoek. Ik merk dat tachtig procent van mijn leven over mijn ziekte gaat. Ik ben gepassioneerd. Ik leef mee met iedereen die geen steun krijgt en probeer ze te helpen.

Hoe behandel je je lipoedeem?

Ik doe rustige oefeningen en doe aan gewichtheffen. Ik doe reflexologische lymfedrainage en normale reflexologie. Ik zwem, omdat zwemmen een vorm van MLD of manuele lymfatische drainage is. Ik gebruik een FasciaBlaster omdat ik weet hoe lipoedeem vastzit in de fascia. Ik borstel mijn huid iedere dag om de lymfe te laten stromen — een goedkope en effectieve manier om het lymfesysteem te behandelen. Ik ben ook recent begonnen met cupping, wederom een effectieve manier om het bloed en de lymfe te laten stromen.

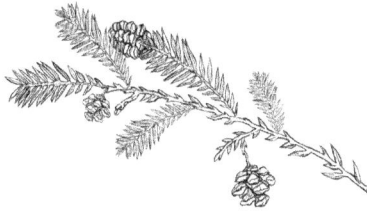

HOOFDSTUK 6

STIMULERING VAN HET LYMFATISCH SYSTEEM

Ik deel graag informatie met mensen over het lymfatisch systeem! Als ik een presentatie geef aan een groter publiek, willen mensen vaak graag meer weten over het lymfatisch systeem omdat er weinig over wordt verteld op school.

Allereerst, waar zit het lymfatisch systeem?

Kort gezegd werkt het lymfatisch systeem samen met het circulatoire systeem en is het een onderdeel van het immuunsysteem. De meesten van ons kennen het circulatoire systeem wel. Bloed brengt voedingsstoffen naar onze cellen – het verlaat het hart en stroomt door de slagaderen naar de capillairen en uiteindelijk door de capillairwand naar de cellen. De voedings-stoffen worden uit het bloed naar de cellen geperst.

De cellen nemen op wat ze nodig hebben en ontdoen zich van hun afvalproducten via de vloeistof in het interstitium, de met vocht gevulde ruimte tussen de huid en de organen. Waar is het lymfatische systeem in dit hele verhaal? Deze interstiële vloeistof, die eiwitten, vetten, afvalstoffen en water bevat, wordt via het lymfatisch systeem teruggebracht naar het hart, NIET via de bloedcirculatie. Het lymfatisch systeem bestaat uit een netwerk van kleine buisjes die deze vloeistof transporteren en filteren met behulp van lymfeknopen. De lymfatische vloeistof vermengt zich weer met het bloed op een punt net boven het hart, dicht bij de sleutelbeenderen.

Het verband tussen vet- en lymfeweefsel

Vetweefsel en lymfeweefsel liggen door ons hele lichaam bij elkaar in de buurt. Vetweefsel bestaat uit vetcellen die hormonen genaamd adipokines produceren. Adipokines kunnen de lymfebuizen beschadigen. Dit veroorzaakt uiteindelijk lekkages en beperkt de contractiliteit van de lymfevaten. Adipogenese is de vorming van vetweefsel. Wanneer het lymfatisch systeem niet goed functioneert, "stimuleert lymfestase adipogenese, en adipogenesis kan vervolgens de lymfatische functie verder doen afnemen."[118]

Lymfoedeem

Sommige mensen met lipoedeem kunnen ook lymfoedeem ontwikkelen, een aandoening waarbij het lymfatisch systeem is aangetast en een eiwitrijke vloeistof zich heeft opgehoopt in het lichaam. Ik zie regelmatig reacties en vragen in lipoedeemgroepen waarbij sommige mensen geweldige reviews geven van manuele lymfatische drainage en pompen, terwijl anderen dit tijdverspilling noemen. Dit komt doordat sommige mensen met lipoedeem ook lymfoedeem hebben en sommige niet.

Hoe voelt lipoedeem met lymfoedeem?

Herbst et al. vonden een "toename in kortademigheid, hartkloppingen, urineren en een doof gevoel bij patiënten met stadium 3 lipoedeem" en de onderzoekers

---

[118] Bertsch, 2015

stellen als hypothese dat "deze symptomen wijzen op overmatige vloeistofaccumulatie in het lichaam in de vorm van lymfe- of prelymfevloeistof." Ze raden aan dat "ontwikkeling van lymfoedeem bij een patiënt met lipoedeem een indicatie moet zijn om naar een manuele lymfatische drainage-therapeut te gaan, maar ook om een vasculaire chirurg te laten controleren op vasculaire aandoeningen, onderzoek te laten doen naar slaapapneu en een ECG te laten maken om hartfalen uit te sluiten."[119]

Jeetje, dat klinkt eng! Ik wil je niet bang maken, ik wil er alleen voor zorgen dat je de gezondheidszorg krijgt die je nodig hebt. Ik heb in de bronvermelding een link bijgevoegd naar het document wat ik citeerde, "Lipedema Fat and Signs and Symptoms of Illness, Increase with Advancing Stage" zodat je het aan je dokter kan laten zien als die vragen heeft.

Hoe zorgen we ervoor dat onze lymfe blijft stromen? Er zijn verschillende manieren om het lymfatisch systeem te helpen, waaronder:

Diaphragmatisch (buik)ademhalen

---

[119] Herbst et al., 2015

Sporten en de spieren bewegen – de gewrichten mobiliseren, de kuitspierpomp gebruiken en langzaam, rustig rekken.

Uitwendige druk – onderdompeling in water of het dragen van verbanden en compressiekleding.

Een uitwendige druktechniek gebruiken zoals manuele lymfatische drainage, intermitterende pneumatische compressie of het borstelen van de huid.

Laten we hier iets dieper op ingaan. Ik heb al geschreven over manuele lymfatische drainage in Hoofdstuk 4. Het is een massagetechniek die middels lichte druk het lymfatisch systeem stimuleert om meer vloeistof te vervoeren naar de lymfeknopen die daarna terug kan stromen naar het hart. Compressiekleding werd eveneens besproken in hoofdstuk 4 en in het volgende hoofdstuk zal ik beweging en sporten bespreken. Eerst zal ik meer vertellen over ademhalingsoefeningen speciaal voor het lymfatisch systeem, intermitterende pneumatische compressietherapie en tot slot het borstelen van de huid. Als je meer wilt lezen over het stimuleren van het lymfatisch systeem, lees dan mijn boek Swollen, Bloated and Puffy.

Ademhaling voor het lymfatisch systeem

Als dieper ademhalen kan helpen, laten we het dan proberen! Je kan ademhalen via je buik door op je rug te liggen. Leg je handen aan de onderkant van je ribbenkast, vlakbij je navel. Als je de neiging hebt je kaken op elkaar te klemmen, leg dan het puntje van je tong tegen je gehemelte om je kaak te ontspannen. Adem diep in door je neus. Voel je je ribbenkast wijder worden en je buik uitzetten? Adem uit. Dit is diafragmatisch of buikademhalen.

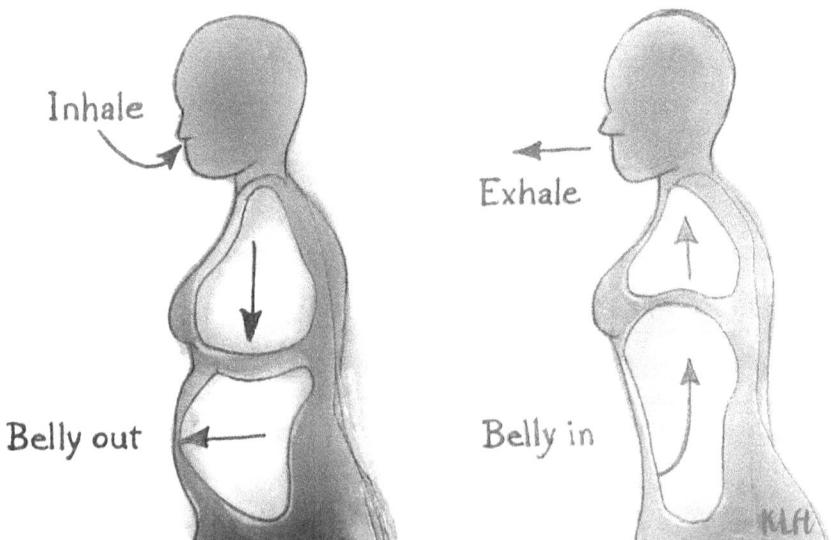

Dingen die buikademhaling tegengaan, zijn de gewoonte om je buik in te houden om dunner te lijken of strakke kleding te dragen waardoor je buik wordt samengedrukt. Overweeg om minder strakke kleding te dragen en laat je buik bewegen wanneer je ademhaalt (maar blijf je compressiekleding dragen). Het boek Breathe van Dr. Belisa Vranich gaat over hoe je opnieuw kan leren ademen. Je kan meer lezen over ademhaling en de nervus vagus in Hoofdstuk 4.

Oefeningen voor het lymfatisch systeem

YouTube is een geweldige plek om oefeningen te leren die de lymfatische stroom stimuleren, vooral als de presentator een fysiotherapeut, ergotherapeut of gecertificeerd lymfoedeemtherapeut is. Fysiotherapeuten Bob Schrupp en Brad Heineck hebben samen met Aaron Kast een serie oefeningen om zwelling uit de armen en benen te verdrijven op hun YouTube-kanaal geplaatst. Armoefeningen bevatten onder andere 'chicken wings', het aanspannen van de schouderbladen en diep ademhalen. Als beenoefeningen bespreken zij bijvoorbeeld kuit- en enkel pumps met de benen omhoog, het aanraken van de tenen, het samenknijpen van de bilspieren en het optrekken van de knieën naar de borst. Vind deze video's en meer op https://www.youtube.com/user/physicaltherapyvideo en zoek op "lymphedema".

Mensen die moeilijk kunnen staan of lopen kunnen profijt hebben van apparaten die hen bij het bewegen van hun gewrichten. De apparaten van RAGodoy® zijn "passieve en actieve elektromechanische appraten die veneuze en lymfatische return stimuleren door middel van spieractiviteit."[120] Ze zijn verkrijgbaar op http://en.drenagemlinfatica.com.br/apparatuses.

Intermitterende pneumatische compressietherapie

In het kader van transparantie, wil ik beginnen door te zeggen dat ik een van de trainers ben bij Tactile Medical, een producent van pompen voor lymfoedeem.

Intermitterende pneumatische compressietherapie (IPC), ook wel 'pomp' of 'lymfoedeempomp' genoemd, wordt aangeraden aan mensen met lipoedeem én lymfoedeem. Deze pompen kunnen erg duur zijn, dus laten we kijken wat de wetenschap erover denkt.

---

[120] Mechanical Lymphatic Therapy with the RAGodoy® Apparatus - Limbs, 2017

Volgens "Specialist approaches to managing lipoedema" van Amy Fetzer "complementeert IPC andere conservatieve behandelingen, zoals compressie en MLD, maar wordt het soms op zichzelf gebruikt door patiënten die geen steunkleding kunnen of willen gebruiken, maar IPC wel tolereren."[121]

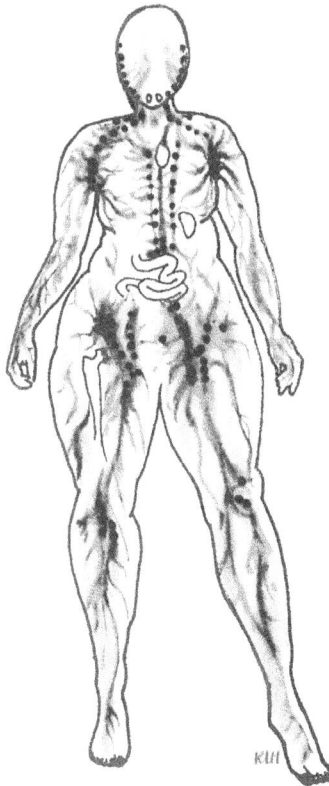

---

[121] Fetzer, 2016

In het artikel "Lipedema: an overview of its clinical manifestations, diagnosis and treatment of the disproportional fatty deposition syndrome—systematic review" schrijven Forner-Cordero et al. dat IPC "veneuze stroming kan verbeteren en lymfeproductie vermindert, wat capillaire overbelasting tegengaat."[122]

Als je denkt dat IPC iets voor jou is, vraag je dokter dan om een recept.

Dry brushing

De huid borstelen of 'dry brushing' kan ook helpen bij het verbeteren van de lymfatische stroming. Mijn tips voor dry brushing zijn om een borstel te gebruiken met zachte haren en de huid goed te verzorgen, vooral als het immuunsysteem verzwakt is. De borstel moet niet alleen de huid aaien of eroverheen glijden, maar moet de huid laten bewegen en rekken om de lymfecapillairen te openen en de zwelling te verminderen. Tip: als je voor het eerst borstelt, kunnen er veel dode huidcellen loskomen. Ga dus zitten op een handdoek of borstel buiten.

---

[122] Forner-Cordero et al., 2012

Ik heb een drukke client die altijd vergat te borstelen. Haar borstel ligt nu in de badkamer en ze borstelt een paar minuten voor het douchen. Als je vaak vergeet te borstelen, kan dit een goede manier zijn om het onderdeel te maken van je dagelijkse routine.

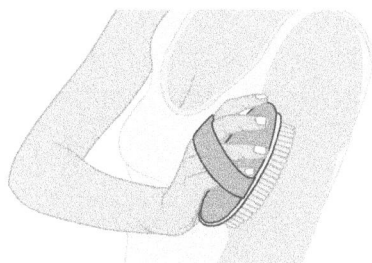

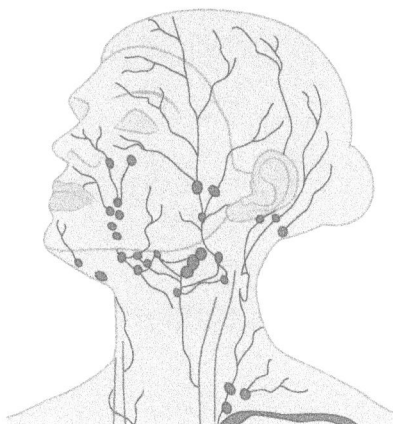

Mijn beste tips voor dry brushing

Als je een natuurlijke borstel gebruikt, zorg er dan voor dat de borstel nooit gebruikt of nat is geworden in de douche of het bad. Koop een borstel die je alleen gebruikt voor dry brushing.

Als je liever geen natuurlijke borstel gebruikt vanwege het risico op het beschadigen van de huid, overweeg dan synthetische borstels of een huisdierenborstel te gebruiken.

▶ Borstel met de richting van het lymfatisch systeem mee

▶ Borstel vóór het douchen of sporten, wanneer de huid droog is

▶ Borstel niet teveel! Stop voordat de huid gevoelig of rood wordt

▶ Smeer een vochtinbrengende crème op na het borstelen

Als je dry brushing wilt proberen, gebruik dan het volgende diagram:

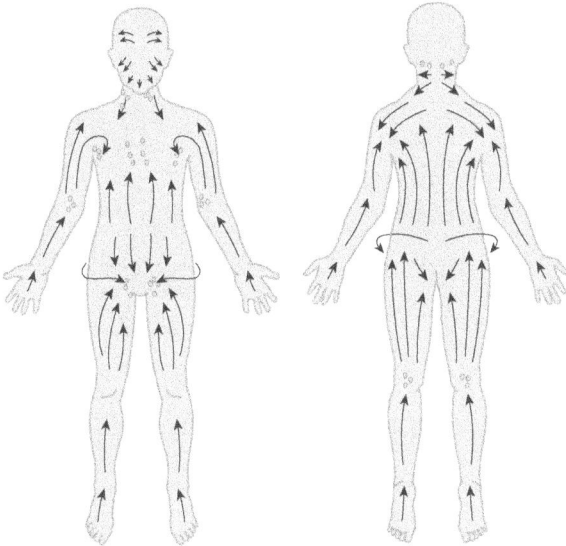

Manieren waarop ik mijn lymfatische functie kan verbeteren, zodat ik het gevoel krijg dat ik meer controle
heb over mijn lipoedeem en lymfoedeem:

_____

_____

_____

Een belangrijke reden om je lymfatisch systeem te stimuleren: cellulitis

Cellulitis is een bacteriële infectie van de huid. Het
begint klein, maar groeit uit tot een agressieve, warme

en rode uitslag. Het risico op ernstige cellulitis verhoogd bij problemen met de lymfatische doorstroom,
zoals het geval is bij lymfoedeem. Herhaalde cellulitis
kan lymfoedeem tevens verergeren.

Waar maak ik me nu het meeste zorgen over met
betrekking tot mijn lymfatische gezondheid?

_____

_____

_____

Welke behandeling of hulpmiddel zou de beste invloed
hebben op mijn lymfatische gezondheid? Wat zou ik
willen proberen?

_____

_____

_____

Hoe belangrijk vind ik dit?

_____

_____

_____

Maak kennis met Marlies Wesselius-Gerritsen

Website: www.b-u-niq.nl en Instagram: @b.u.niq

Zo gaat Marlies Wesselius-Gerritsen om met haar lipoedeem.

Hoe voelt het om lipoedeem te hebben?

Toen ik in de puberteit kwam, merkte ik dat mijn benen begonnen te groeien. Ze deden pijn en werden rusteloos. Als kind had ik altijd hele zware groeipijnen gehad en ik dacht dat dit gewoon een volgende stap was waar ik me doorheen moest slaan. Toen ik zestien jaar oud was ging ik naar de huisarts en vertelde ik over mijn dagelijkse pijn. Ik speelde toen basketbal op hoog niveau. De dokter zei dat dit een verklaring was voor mijn klachten, dat het dikker worden van mijn benen en de pijn werden veroorzaakt door intensief sporten. Door alle snelle bewegingen (bijvoorbeeld springen, stoppen en snel wegsprinten) waren mijn benen dikker dan normaal. We hadden geen flauw idee wat er werkelijk aan de hand was.

Vanaf dat moment duurde het nog twintig jaar voordat ik uiteindelijk de juiste diagnose kreeg. Eerst werd ik nog gediagnosticeerd met MS en al die tijd werd ik dikker en dikker.

Toen ik me in 2012 vertstapte en mijn enkelbanden scheurde, kostte het me meer dan negen maanden om te herstellen. Mijn enkelbanden waren niet eens volledig afgescheurd ... Ik kwam vijftien kilo aan en zat op mijn dieptepunt. Op een dag klaagde ik tijdens een afspraak met mijn fysiotherapeut, terwijl ik heen en weer liep door de gang.

Een andere therapeut hoorde me klagen en ver- ontschuldigde zich voor het onderbreken van onze sessie. Ze vertelde me dat ik een lichaam had dat erg typisch was voor iemand met lipoedeem.

Ik was direct skeptisch. Al vijftien jaar lang vertelden doktoren me dat het tussen mijn oren zat, of dat ik andere aandoeningen had. En deze therapeute kon een diagnose stellen enkel op basis van hoe ik eruit- zag?

Ze vertelde me dat ik mijn symptomen moest Googelen in combinatie met lipoedeem. Dat deed ik. Alles viel toen op zijn plek, ik moest zo hard huilen! Ik was opgelucht dat ik eindelijk wist waarom ik pijn had, maar ook geschokt en bang voor de toekomst.

Op dit punt in mijn leven is lipoedeem een deel van mij geworden. Het duurde lang om hier te komen. Eerst bleef ik ontkennen en veranderde ik niets aan mijn levensstijl. De tweede stap was rouw. Nu bevind ik me in een stadium waarin ik heb geleerd dat lipoedeem niet mijn identiteit bepaalt. Het is een chronische ziekte die me de kans geeft zo goed mogelijk voor mezelf te zorgen. Ik heb nieuwe mensen ontmoet en hen kunnen helpen. Voor mij is deze last, die ik al jaren draag, veranderd in iets positiefs.

Ik ben niet mijn lipoedeem. Ik ben sterk genoeg om ermee om te gaan en anderen te inspireren.

Hoe reageerden je familie en vrienden op je diagnose? Hoe steunden ze je?

Mijn familie en vrienden reageerden allemaal heel anders. Sommigen waren lief en hadden begrip voor me. Mijn man heeft besloten om bij me te blijven vanaf het begin van mijn reis op zoek naar erkenning en ik ben hem daar altijd dankbaar voor geweest. We zijn samen gegroeid en hebben samen gevochten.

Sommigen zeiden dat ik dit als excuus gebruikte omdat ik te dik was. Sommigen negeerden me. Maar ze merkten mijn veranderde levensstijl steeds meer op. Ze begonnen vragen te stellen, zetten hun vooroordelen opzij en boden soms zelfs hun excuses aan.

Zoek mensen die om je geven. Mijn grootste successen heb ik geboekt dankzij mijn personal trainer. Hij was slechts een van de vele mensen op mijn sportschool, maar de eerste die luisterde naar mijn verhaal. Hij zocht informatie op internet en liet me zien dat het belangrijk was dat ik goed voor mezelf zorgde. We begonnen met rustige oefeningen om inflammatie en andere problemen te voorkomen. Hij dwong me om naar mezelf te kijken en opnieuw van mezelf te gaan houden. Dat was wat ik nodig had om dit te verwerken en te accepteren. Ik moest de lat lager leggen en niet langer onrealischtische dromen najagen.

Hoe behandel je je lipoedeem?

Ik begon met MLD. Na een tijdje merkte ik echter geen verschil meer. Voor mij helpen juist de doelgerichte oefeningen. Ik heb veel spiermassa opgebouwd, waardoor mijn lichaam en lymfatisch systeem beter werken. Ontdek wat voor jou werkt! Niemand is hetzelfde. Draag compressiekleding, ga sporten, probeer MLD. Vind je inspiratie en maak er het beste van. Onthoud dat lipoedeem niet bepaalt wie je bent – het is iets waar je de baas over kan zijn. Je bent niet alleen en het is niet jouw fout.

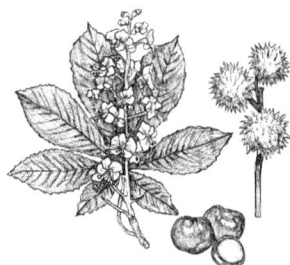

HOOFDSTUK 7

SPORTEN EN FYSIEKE ACTIVITEIT PLEZIERIG MAKEN

Het hoofdstuk over sporten is voor veel mensen met lipoedeem misschien wel het moeilijkste hoofdstuk om te lezen. Alleen al het woord sport roept misschien herinneringen op aan gymles, mislukte afvalpogingen, pijnlijke oefeningen en gevoelens van schaamte en falen.

In hun artikel "Exorcising the Exercise Myth" beschrijven Dana Schuster en Lisa Tealer hoe "de werken-aan-dik-zijn mythe, waar zo veel mensen in geloven, zegt dat mensen dik worden door ervoor te kiezen om lichaamsbeweging te vermijden en in plaats daar-van op de bank donuts te eten en televisie te kijken;

trainen is dan de straf, de boete, voor dit eerdere 'slechte' gedrag."[123]

Een andere mythe die hand in hand gaat met de werken-aan-dik-zijn mythe is het zien van "fitness en sporten als middel om dun, sexy en gespierd te worden, of als straf voor het eten van 'slecht' eten."[124]

Het resultaat? Het idee dat sport intensief, moeilijk en een straf moet zijn om effectief te zijn, is diepgeworteld in onze cultuur.

De waarheid is dat er evenveel verschillende typen van lichaamsbeweging als lichamen zijn. Sommige soorten lichaamsbeweging zijn comfortabeler en minder schadelijk voor het lichaam van iemand met lipoedeem dan andere. Oefeningen die de gewrichten bewegen, met name de kuitspieren, kunnen de lymfatische doorstroom verbeteren.

Beweging en fysieke activiteit zijn termen die wellicht minder negatieve bijbetekenissen hebben dan sporten.

---

[123] Rothblum & Solovay, 2009

[124] Kite, 2016

Hoe intensief moet je sporten?

Als je pijn hebt na een zware training, dan ben je niet de enige. Hoogintensieve trainingen of activiteiten die pijn of kneuzingen veroorzaken of verergeren, moeten vermeden worden[125] — of er moeten stappen gezet worden om het risico op verrekkingen van gewrichten en kneuzingen te voorkomen. Het niveau van inspanning mag niet te intensief zijn.

Volgens de Fat Disorders Resource Society kan "intensieve lichaamsbeweging, zoals hardlopen, spinning of zware gewichtstraining zorgen voor een tekort aan zuurstof in de spieren, wat ontstekingen veroorzaakt en lipoedeem kan verergeren." Wanneer is intensief simpelweg te intensief? Over het algemeen is de activiteit te intensief wanneer je je spieren voelt branden.[126] Houd echter in gedachten dat dit een algemeen advies is. Als je dol bent op hardlopen, fietsen of gewichtheffen en er geen nadelige effecten van ondervindt, blijf er dan vooral mee doorgaan!

---

[125] Fetzer & Wise, 2015

[126] Exercise, z.d.

Hoe vaak moet je sporten?

In een samenleving geobsedeerd door het mantra dat "wie mooi wil zijn pijn moet lijden" en straffende regimes, is het belangrijk om goedbedoeld advies van leken te negeren en in plaats daarvan te luisteren naar ons eigen lichaam. ACE-gecertificeerd sportinstructeur Jeanette DePatie raadt daarom aan te "beginnen op je niveau en dat je zelfs als je maar vijf minuten van een les kan meedoen, je dat doet" en "alleen doet wat je kan en je daar niet voor schaamt."[127]

Maar als een beetje beweging helpt, dan zou HEEL VEEL bewegen ons sneller bij ons doel brengen, toch?

DePatie waarschuwt ook dat "de meeste van ons terecht zijn gekomen in een cyclus van paniek, onrealistische verwachtingen, alles-of-niets denken, falen en dan wederom paniek."[128] Kijk of deze cirkel ook voorkomt in jouw streven naar meer sporten. Begin je langzaam en bouw je geleidelijk op, of haast je je en probeer je anderen bij te houden en eindig je met pijn en blessures?

---

[127] DePatie, 2011

[128] DePatie, 2011

Wat voor type coach heb je nodig?

Voordat we oefeningen bespreken, wil ik graag dat je een paar minuten de tijd neemt om de volgende vragen te beantwoorden.

Heb je in het verleden ooit negatieve ervaringen gehad met sporten? Wat is er toen gebeurd?

_____

_____

_____

Wat zou je tegen een vriend(in) zeggen als hij of zij dezelfde problemen had?

_____

_____

_____

Hebben andere mensen met lipoedeem dezelfde problemen?

_____

_____

_____

Beschrijf hoe je iemand ooit op een vriendelijke manier hebt gemotiveerd.

_____

_____

_____

Aha! Ik weet wat ze probeert te doen! Ja, je hebt me door. De laatste oefening is er om je eraan te herinneren dat de superkritische innerlijke stem die velen van ons hebben, ons niet motiveert te gaan sporten. Een betere manier om onszelf te motiveren is om een benadering en woorden te kiezen die we zelf zouden gebruiken om een geliefde of een vriend of vriendin aan te moedigen. Als je je een situatie kunt herinneren waarin je iemand op een positieve manier hebt gemotiveerd, dan weet je hoe dat werkt.

Maar ik moet mezelf verantwoordelijk houden!

Ook al weet ik hoe belangrijk het is lief te zijn voor mezelf, ik weet ook dat ik uitvluchten kan verzinnen om iets niet te hoeven doen wanneer ik daar geen zin in heb. Merk je zelf ook dat je uitvluchten verzint? In "Questionable Assumption" beschrijft Rubin verschillende smoesjes om niet te hoeven sporten, waaronder het idee dat het al te laat is om te beginnen, dat het stom is om een trainer in te huren of om te betalen voor lessen als we ook gratis andere sporten kunnen beoefenen. Lees de top-tien excuses van Gretchen Rubin hier: https://gretchenrubin. com/2014/02/which-of-these-10-categories-of-loopholes-do-you-invoke.

Heb je een vorm van lichaamsbeweging gevonden die je leuk vindt, maar was het moeilijk om het vol te houden op de lange termijn? Rubin biedt een aantal strategieën aan om gewoontes rondom sporten te veranderen. Je leest ze hier: http://api.gretchenrubin.com/ wpcontent/uploads/2014/12/8.5x11Exercising_oneshee.pdf.

Net als Rubin's Tendencies Profile dat ik eerder heb besproken in dit boek, is het wellicht nuttig om je DISC (dominance, influence, steadiness en conscientiousness) profiel te beschrijven en daarmee een persoonlijke aanpak te op te stellen voor bij het sporten. Doe online een DISC-profieltest om hiermee te beginnen.

Als jouw DISC-profiel neigt naar:

Dominance, dan pak je een uitdaging met beide handen aan en wind je er liever geen doekjes om.

Influence, dan houd je ervan om samen te werken tijdens trainingen en word je liever niet genegeerd.

Steadiness, dan houd je er niet van je te haasten en kun je het beste kalm en ondersteunend worden gecoacht.

Conscientiousness, dan houd je van onafhankelijkheid, wil je alle details van je oefeningen kennen en geen fouten maken.

Een andere mogelijkheid is nadenken over hoe je sporten ervaart. Laten we zwemmen als voorbeeld nemen. Sommige mensen zwemmen liever alleen en gaan het water in wanneer zij dat willen. Anderen willen liever iemand vinden om samen mee te zwemmen, tegelijkertijd naar het zwembad te gaan of juist om elkaar te motiveren.

Als je beter functioneert in een groep en houdt van het gezelschap van teamgenoten, overweeg dan eens om bij het zwemteam van een lokale sportschool of club te gaan. Aerobics, fietsen, dancen, pilates, tai chi en qi gong, yoga en wandelen zijn andere vormen van lichaamsbewegingen die je eenvoudig in team- of groepsverband doen.

Laat je leiden door je persoonlijkheid. Als je graag alleen bent, is alleen sporten wellicht een goede optie. Als je één of twee hechte vriendschappen hebt, helpt een sportmaatje misschien om sporten leuker te maken.

Als je extravert en graag onder de mensen bent, is sporten in een groep of team misschien iets voor jou. Ik adviseer je om te zoeken naar sportgroepen die 'body positive' zijn en openstaan voor 'zwaardere' mensen.

Het is zo fijn om te weten dat we onszelf niet in een fitnesshokje hoeven te stoppen. Hoe kunnen we verder nog de druk van het sporten afhalen? Kite raadt aan om niet te sporten voor een spiegel om zelfobjectivering te voorkomen, goed passende kleding te dragen, doelen te stellen die niets te maken hebben met gewicht of kledingmaat en om te stoppen met onszelf te weten en te meten.[129] Lees al haar tips hier: https://beautyredefined.org/body-positive-fitness.

Voor meer positiviteit rondom beweging in ons leven, bekijk ACE-gecertificeerd gezondheidscoach Ragen Chastain's "Wellness for All Bodies" online-programma hier: https://workplacewellnessforall.wordpress.com/ offerings/wellness-for-all-bodies-program/.

Mijn DISC-profieltype

Wat wil ik halen uit sporten en bewegen?

_____

_____

_____

Wat zijn mijn onrealistische verwachtingen? (hint: het begint meestal met 'ik moet van mezelf')

_____

_____

_____

---

[129] Kite, 2016

Hoe is sporten of genieten van bewegen gerelateerd aan wie ik wil zijn?

_____

_____

_____

Waar wil ik sporten? (thuis, sportschool, buiten)

_____

_____

_____

Wanneer en hoe vaak wil ik sporten?

_____

_____

_____

Hoe houd ik mezelf aan een sportroutine? (vrienden, experts, instructeurs)

_____

_____

_____

Hoe kan je het beste bewegen?

Nu we een weten hoe we gecoacht willen worden tijdens het sporten, uit welke activiteiten kunnen we kiezen? De volgende vormen van fysieke activiteit kunnen spierkracht vergroten, druk op gewrichten verminderen, gewrichten stabiliseren, lymfatische doorstroom verbeteren en hopelijk, als je het leuk vindt, je levenskwaliteit verhogen.

Aerobics: Let erop dat je je spieren niet voelt branden, tenzij je weet dat je snel herstelt. Focus op het bewegen van je gewrichten, maar bescherm je knieën tegen overmatige exercitie.

Sporten in het water: Sporten in het water stimuleert het lymfatisch systeem en is tegelijkertijd een goede workout. Heb je geen zwembad in je achtertuin of in je sportschool? Kijk hier of je in aanmerking komt voor Silver Sneakers: https://www.silversneakers.com. Er zijn tientallen faciliteiten met zwembaden in San Diego die Silver Sneakers-leden accepteren en nog duizenden anderen in de rest van de Verenigde Staten. Lees hier meer over goedkope waterfitnesslessen in de omgeving van San Diego: https://www.sandiego.gov/park-and-recreation/centers/aquatics/waterfitness.

Buikdansen: Deze vorm van dans is goed voor lichaam en geest.

Fietsen: Fietsen is een goede sport met lage impact, zowel buiten als binnen. In veel steden zijn tegenwoordig huurfietsen verkrijgbaar, bijvoorbeeld bij Pacific Beach in San Diego. Neem je helm mee naar het strand en maak een ritje over de boulevard voor slechts een paar dollar.

Dansen: Ritmische beweging voor het hele lichaam, niet te belastend voor de kniegewrichten, is altijd een goede optie.

Cultureel dansen: Hadden je voorouders een traditionele dans? Het ontdekken van danstradities van verschillende culturen kan je helpen bij het vinden van een type lichaamsbeweging dat je aanspreekt en uitdrukking geeft aan je afkomst. Hier zijn een aantal opties die ik heb gevonden in de omgeving van San Diego.

- ▶ **Indiase dans**: Naad Studios, www.thenaadstudios.com

- ▶ **Polynesische dans:** Heali'i's Polynesian Revue, http://www.healiis.com/pages/classes.html

- ▶ **Inheems-Amerikaanse dans**: The Soaring Eagles, http://www.californiaindianeducation.org/soaring_eagles

- ▶ **Folk Dance Center**: http://www.folkdancecenter.org/

- ▶ **WorldBeat Center**: http://www.worldbeatcenter.org/classes

Crosstrainer: Een andere optie voor een goede training met lage impact. Ik heb verhalen gehoord van mensen die een crosstrainer onder hun bureau gebruikten om zittend hun enkel- en kniegwrichten in beweging te houden tijdens het werk.

Hypoxi: Een gespecialiseerde sport die werkt voor sommige mensen met lipoedeem. Lees hier over een onofficieel onderzoek naar de effectiviteit van hypoxi: https://www.hypoxi.com.au/hypoxi-lipoedema-study-results

Sport gericht op het lymfatisch systeem: Er zijn meerdere vormen van rustige beweging gericht op het stimuleren van het lymfatisch systeem. Lebed en Tripudio zijn twee van zulke sporten.

Gevechtssporten: Meerdere mensen met lipoedeem hebben me verteld dat ze dol zijn op gevechtssporten. Een van hen was begonnen met het beoefenen van vechtsporten voordat ze de diagnose lipoedeem kreeg en vroeg zich af waarom ze zo vaak extreme pijn in haar benen en voeten had tijdens het trainen. Een operatie heeft haar veel geholpen. Ze draagt voetloze compressiekleding onder de wijde 'Hakama' of broek en merkt dat dat de pijn vermindert als ze een een- of tweedaagse workshop bijwoont.

Pilates: Een populaire sport. Vraag je trainer om de oefeningen aan te passen, zodat je aerobisch traint (om het brandende gevoel in je spieren te vermijden) en je knieën beschermt.

Rebounding: Mensen met lymfoedeem en lipoedeem kunnen profijt hebben van rustig stuiteren op een rebounder, een kleine trampoline met een stang om je aan vast te houden. De bewegingen van de knie- en enkelgewrichten en het aan- en ontspannen van de kuitspieren helpt om de lymfatische vloeistof uit de benen en voeten te verwijderen. Dit kan de zwelling in de benen, enkels en voeten verminderen. Probeer zo vaak mogelijk per minuut te stuiteren – kleine sprongen en ferme bewegingen werken het best.

Weerstandsbandoefeningen: Weerstandsbanden zijn een goede manier om te beginnen met oefeningen waarbij je gebruik maakt van je lichaamsgewicht.

Duiken: JJ Wheaton, spreker op het FDRS congress van 2018, heeft lipoedeem en de ziekte van Decrum en vindt verlichting van haar pijn door te diepzeeduiken, waarschijnlijk door de hoge druk onder water.

Rekken: Lang rekken stimuleert de lymfatische doorstroom.

Zwemmen: Zwemmen is een geweldige vorm van lichaamsbeweging. Sommige mensen met lipoedeem vinden zwemmen makkelijker met zwemflippers. Sail Bay in San Diego is een fantastische plek om te zwemmen en te snorkelen aan de kust. Wil je de zee niet in? Hier vind je een lijst van openbare zwembaden in San Diego: https://www.sandiego.gov/park-and-recreation/centers/aquatics. Ragen Chastain heeft een geweldige blog geschreven over het dragen van zwemkleding in het openbaar, getiteld "One Weird Trick for Swimsuit Season". De blog vind je hier: https://danceswithfat.wordpress.com/2018/05/04/one-weird-trick-for-swimsuit-season.

Tai chi en qi gong: Dit zijn fantastische vormen van lichaamsbeweging met lage impact. Let er alleen op dat je niet te diep door je knieën zakt. Hier vind je gratis tai chi en qi gong lessen in San Diego: http://www.sdce.edu/schedule#/emeritus.

Lichaamsvibratie: Trilplaten verbeteren de lichamelijke gezondheid en verminderen zwellingen. Het kan moeilijk zijn om de juiste stijl te kiezen; bekijk de video Pumping, Vibration, and Dry Brushing voor advies van gecertificeerd lymfoedeemtherapeute Molly Nettles. https://youtu.be/e_RULqEPJxM

Wandelen en Nordic walking: Dit zijn uitstekende vormen van beweging met weinig impact. Zorg ervoor dat je goede ondersteunende schoenen draagt, voor-al als je platte voeten hebt.

Waar moet je gaan wandelen? Je kan overal wande-len, maar Swami, Barron en Furnham concludeerden in hun onderzoek dat een wandeling van 30-35 minuten in een natuurlijke omgeving zorgde voor een betere lichaamswaardering dan een wandeling in een stede-lijke omgeving.[130]

DePatie's boek The Fat Chick Works Out biedt een geweldig wandelschema voor beginnners.

Elizabeth Cook heeft lipoedeem. "Nordic walking is geweldig. Het is een gratis sport die ik bijna overal kan doen. Ik vind het leuk, waardoor ik gemotiveerd ben om ermee door te blijven gaan. Wat ik ook fijn vind is de snellere hartslag, zonder dat ik hoef te rennen. Het maakt het sporten veel effectiever, terwijl het niet voelt alsof het intensiever is."[131]

---

[130] Swami et al., 2018

[131] Cook, E. Personal communication, 27 april 2018

Gewichtheffen: Een geweldige manier om spiermassa op te bouwen. Houd in gedachten dat wanneer je je spieren voelt branden, dit kan duiden op ontsteking. Een goede optie is om te beginnen met oefeningen met lichaamsgewicht en weerstandsbanden en de hulp in te schakelen van een personal trainer om samen een trainingsschema op te stellen.

Rolstoeloefeningen: SHARP Grossmont biedt gratis achtweekse rolstoeldanslessen aan. Op de website van SHARP kun je hier meer over lezen: https://www.sharp.com/services/rehab/wheelchair-dancing.cfm.

ACE Fitness Professional David Stamps heeft verschillende video's gemaakt van oefeningen die je kunt doen in een stoel of in bed. Bekijk hier een voorbeeldvideo: https://youtu.be/QqbXpfKp_g8.

Op LipedemaTreatmentGuide.com kun je een lijst van oefeningen vinden die je zittend kunt doen.

Yoga en lymfatische yoga: Shoosh Lettick Crotzer heeft een video gemaakt van rustige yoga-oefeningen voor de lymfatische doorstroom in het hele lichaam: https://youtu.be/8btp39n5luc.

Meer over yoga

Laura Burns is een yogaleraar in Houston, Texas. Volgens haar website https://www.radicalbodylove. com helpt ze haar cliënten te "duiken in de wereld van zelfzorg en zelfliefde, door jezelf tegen te komen op de kruising van yoga en lichaamspositiviteit." Ze was zo vriendelijk om een aantal yogatips met ons te delen!

Hoe kunnen mensen een yogaleraar vinden die hun lichaamstype begrijpt?

Een goed begin is om te kijken op curvyyoga.com of yogaforalltraining.com en te zoeken op lokatie. Ook kun je op Google zoeken naar je woonplaats in combinatie met de termen toegankelijke yoga, rustige yoga, lichaamspositieve yoga, plus size yoga en ga zo maar door. Wellicht vind je zo een leraar bij jou in de buurt. Misschien kun je niemand vinden, omdat er simpelweg niet zoveel leraren zijn die gespecialiseren in yoga voor alle lichamenstypen. Er zijn misschien studio's bij jou in de buurt die WEL dit soort lessen aanbieden, maar soms kan het moeilijk zijn om erachter te komen welke goed zijn en welke niet. Als je het durft, kun je studio's zelf opbellen en vragen of ze lichaamspositieve lessen aanbieden die geschikt zijn voor mensen met een groter maatje — maar wees erop voorbereid dat mensen geen idee hebben wat je bedoelt of snel ja zeggen om maar van je af te zijn. Helaas is proberen en leren van je fouten de enige manier om goede instructeurs te vinden. Uit ervaring weet ik dat dat kan leiden tot meerdere slechte ervaringen en de wens om er maar mee op te houden.

Welke online, geschreven of DVD-bronnen kun je aanraden?

DVDs en online lessen: de drie DVDs van Abby Lenz, oprichter van Heavyweight Yoga, hebben mijn leven veranderd. Ze is geweldig; haar lessen bevatten onderdelen voor mensen die om welke reden dan ook niet kunnen staan. De Mega Yoga DVD van Megan Garcia vind ik ook goed. Voor online lessen vind ik yogasteya.com van Dianne Bondy, een geweldige plus size yogi, ook uitstekend.

Social media: Zoek op Instagram naar de hashtags #bodypositiveyoga, #fatyoga, #plussizeyoga, #accessibleyoga, en #ybicoalition.

Boeken: Big Gal Yoga van Valerie Sagun, Curvy Yoga van Anna Guest-Jelley, Every Body Yoga van Jessamyn Stanley, Yoga XXL van Ingrid Kollack en Mega Yoga van Megan Garcia.

Wat vind je het leukst aan yoga? Hoe maakt yoga je leven beter of leuker?

Wat ik leuk vind aan yoga is de manier waarop het me verbindt met de wereld om me heen. Door oefening en ervaring met het achtvoudige yogapad vind ik kalmte, rust en troost in mijn lichaam. Voordat ik yoga beoefende, was ik losgekoppeld van de wereld en was ik erg negatief over mijn lichaam. De combinatie van yoga en lichaamspositiviteit heeft mijn leven gered en leerde me om mezelf en anderen altijd te waarderen zoals we zijn, op ieder moment. Ik praat graag over het feit dat het niet uitmaakt hoe onze lichamen en levens er in het verleden uitzagen — belangrijk is het nu, dit moment. Onszelf waarderen en eren zoals we zijn leidt tot zelfzorg en zelfliefde in een wereld die ons constant probeert te vertellen dat we niet goed genoeg zijn.

Sommige mensen met lipoedeem hebben last van gevoeligheid in hun onderlichaam (waarbij aanraking of druk pijn doet) en kunnen het vervelend vinden wanneer een yogainstructeur hen aanraakt zonder toestemming. Wat kan je in dat geval doen om de communicatie met de leraar te verbeteren?

Het beste wat je kunt doen, is voor de les je leraar aanspreken en hem of haar te vertellen over de staat van je lichaam, de pijn die je ervaart en wens om niet aangeraakt te worden. Als ze niet naar je luisteren, ga dan weg en kom niet meer terug. Er zijn meer dan genoeg andere yogastudio's! Je hoeft nooit in een les te blijven bij een instructeur die niet naar je luistert en je wensen niet respecteert.

Lees meer over de wijsheden van Laura Burns op haar website https://www.radicalbodylove.com.

Bemoedigende woorden van Peggy Remington Merrill:

Ik heb geleerd dat bewegen erg belangrijk is voor onze lichamen. Traditionele sportschema's bestaande uit wandelen, zwemmen, gewichtheffen en rekken zijn fantastisch, maar niet toegankelijk voor iedereen.

Erachter komen hoe je meer beweging kan toevoegen aan dagelijkse activiteiten is een goed begin voor minder ervaren sporters en kan ook ervaren sporters helpen bij het behalen van meer resultaat. Zowel ervaren als onervaren sporters hebben profijt van meer beweging in hun dagelijks leven. Neem een huisdier, ga tuinieren, doe lopend boodschappen of gebruik ouderwets keukengerei dat niet werkt op elektriciteit. Wat je ook besluit te doen, dit kan jouw moment zijn om meer of anders te bewegen. Je hele lichaam zal je dankbaar zijn. Wanneer je een plan wilt opstellen om meer te gaan bewegen, denk dan verder dan je lipoedeem.[132]

Wat is het ergste dat er kan gebeuren als ik begin met sporten?

_____

_____

_____

---

[132] Mailwisseling met de auteur, 18 mei 2018

Wat kan ik doen wanneer dat gebeurt?

_____

_____

_____

Wat is het ergste dat er kan gebeuren als ik helemaal
niets doe?

_____

_____

_____

Welke voordelen kunnen deze nieuwe ideeën om
meer beweging toe te voegen aan mijn dag hebben?

_____

_____

_____

Ben ik er klaar voor om meer beweging en activiteit
toe te voegen aan mijn dag?

_____

_____

_____

Hoe toegewijd ben ik aan het toevoegen van meer beweging en activiteit aan mijn dag?

_____

_____

_____

Welke stappen heb ik al ondernomen om meer te bewegen gedurende de dag?

_____

_____

_____

Wat kan me de komende weken in de weg staan om meer te gaan bewegen?

_____

_____

_____

Wie of wat kan me helpen bij het uitvoeren van dit plan?

_____

_____

_____

Waar kan ik sportkleding en –schoenen vinden?

_____

_____

_____

DePatie zegt dat "als je oude, vieze kleding en afge-
trapte schoenen draagt, simpelweg omdat je wacht op
een nieuw lichaam dat nieuwe kleding verdient, je je
houding serieus moet aanpassen."[133]

Wie komt er in mijn sportteam? Een personal trainer?
Een sportmaatje?

_____

_____

_____

Welke activiteiten wil ik uitproberen om meer controle
te krijgen over mijn lipoedeem?

_____

_____

_____

_____

[133] DePatie, 2011

Hoe kan ik mijn vooruitgang bijhouden?

_____

_____

_____

Nu je besloten hebt welke activiteiten je wilt proberen, raad ik je aan de RAND 36-Item Health Survey 1.0 vragenlijst in te vullen. Je kan de resultaten printen en ze bewaren in je zorgdossier. Vul de vragenlijst na een maand opnieuw in en kijk of je antwoorden veranderd zijn als gevolg van je nieuwe, actievere levensstijl. De vragenlijst vind je hier: https://www.rand.org/health/surveys_tools/mos/36-item-short-form/survey-instrument.html.

Als je pijn hebt als gevolg van lipoedeem, is het bijhouden van de pijn die je ervaart een andere manier om te zien of je lichaam baat heeft van sporten. Je kan een app downloaden om je pijn bij te houden of het opschrijven in een boekje.

Een stukje over jeuk en schuren

Veel mensen met lipoedeem merken dat ze jeuk krijgen tijdens het sporten of bij het gebruiken van vibratie.

De huid droogborstelen voor het sporten en na afloop douchen kan hierbij helpen. Havermoutzeep is een ander middel om jeuk te verminderen, vooral na een operatie.

Schuren kan een irritante bijwerking zijn van sporten. Het schuren van de tepels kan verholpen worden door een goed passende sportbeha of door pleisters op de tepels te plakken voorafgaand aan het sporten. Het schuren van de bovenbenen kan verminderd worden door langere sportbroekjes te dragen of een anti-schuurcreme te gebruiken. Deze kan je vinden in de hardloopsectie van de sportwinkel.

Advies voor personal trainers

Als je besluit de hulp van een personal trainer in te schakelen, laat ze dan dit stuk lezen.

Als ACE-gecertificeerd personal trainer zou ik graag zien dat mijn collega-personal trainers ook met zelfvertrouwen en kennis:

▶ Cliënten met symptomen van lipoedeem informeren over de ziekte

▶ Letten op de veiligheid van hun cliënten en rekening houden met hun persoonlijke behoeften

▶ Cliënten met lipoedeem begripvol helpen bij het opstellen van een persoonlijk bewegings-schema

Symptomen van lipoedeem

Personal trainers, er is voor ons werk aan de winkel om mensen met deze ziekte te helpen. Lipoedeem kan veel complicaties veroorzaken, waaronder ver-anderingen in het looppatroon en postuur inclusief X-benen, beperkte mobiliteit van de knieeën en plat-voeten. Er kan ook sprake zijn van hypermobiliteit, pijn, neuropathie, kneuzingen, psychosociale proble-men, kortademigheid en problemen met het vinden van sportkleding. Artritis kan ook voorkomen bij het vorderen van de ziekte. Herbst concludeerde dat "de overmaat aan weefselvloeistof nabijgelegen structuren verzwakt, wat leidt tot het ontstaan van gewrichtspijn; met de progressie van lipoedeem ontstaat artritis."[134]

---

[134] Herbst, 2012

Canning en Bartholomew zeggen dat "complicaties zowel medisch als psychologisch zijn. Medische complicaties omvatten gewichtsproblemen in de heupen en knieën die kunnen leiden tot moeite met en pijn bij het lopen" en "psychologische problemen zijn onder andere een laag zelfbeeld, angst en depressie."[135]

Sporten voor cliënten met lipoedeem

Genoeg lichaamsbeweging is essentieel voor deze cliënten. Warren, Peled en Kappos zeggen dat "weinig fysieke activiteit een risicofactor is voor verdere achteruitgang van lipoedeem [...] Het ultieme doel van therapeutische interventies is het verbeteren van kracht en fitheid om een actieve levensstijl mogelijk te maken, wat kan helpen bij het verminderen van sommige symptomen, vooral in mildere gevallen."[136]

De mogelijkheid om te sporten kan beperkt worden door inefficiënties in het lymfatisch systeem. Herbst raadt aan dat de behandeling voor de zeldzame vetafwijking multiple symmetric lipomatosis (MSL) onder

---

[135] Canning & Bartholomew, 2017

[136] Warren, Peled & Kappos, 2016

andere bestaat uit sport met lage impact om "melkzuur-ophoping in weefsels door slechte lymfedoorstroom" te voorkomen.[137] Ik heb ook meerdere mensen met lipoedeem gezien die regelmatig sporten en hard-lopen. Ieder lichaam moet als individueel worden gezien. Er zijn geen diagnoses, symptomen, effecten of behandelplannen die geschikt zijn voor iedereen.

Doelen voor cliënten met lipoedeem

Misschien moeten we aangepaste doelen stellen. In plaats van centimeters en kilo's te willen verlie-zen, kunnen we ons richten op algemene dagelijkse levensverrichtingen (ADL) zoals langere stukken lopen (getest met een aangepaste Rockport RFWT, misschien de 6MWT), uit het bed, de stoel of de auto komen en andere zaken die belangrijk zijn voor de cliënt.

Lipoedeem en spierkracht

Een Nederlands onderzoek vergeleek mensen met zwaardere lichamen met mensen met lipoedeem en vond dat mensen met lipoedeem iets slechter

---

[137] Herbst, 2012

presteerden op de 6MWT en iets meer spierzwakte hadden in de quadriceps. Volgens Van Esch-Smeenge et al. laat "klinisch onderzoek van patienten met lipoedeem vaak verlies van spierkracht en bewe-gingscapaciteit zien vergeleken met patiënten van een vergelijkbare maat, waardoor het moeilijker wordt om actief te zijn."[138] Volgens Langendoen et al. heb-ben mensen met lipoedeem type rusticanus Moncorps "vaak X-benen, platvoeten en matige problemen met de functie van de kuitspier als pomp (veneuze terug-keer)."[139] Jagtman, Kuiper en Brakkee vonden dat mensen met lipoedeem type rusticanus Moncorps problemen hebben met de "huidelasticiteit van de huid van de kuiten" deels als gevolg van zwelling in de kuit en door een "defect in het bindweefsel van de fascia van het spiercompartement."[140]

Is rekken de oplossing? Mensen met hypermobili-teit rekken misschien graag, maar kunnen daarbij onbedoeld hun gewrichten overrekken. Bowman waar-schuwt dat "mensen met hypermobiele gewrichten

---

[138] Van Esch-Smeenge et al., 2017

[139] Langendoen et al., 2009

[140] Jagtman et al., 1984

eigenlijk hun botten verplaatsen om de rekking uit te voeren."[141]

Hypermobiele cliënten lopen een groter risico op blessures dan de gemiddelde mens en hebben soms verminderde propriocepsis. Ze kunnen profijt hebben van het leren en aanhouden van een juiste houding tijdens sporten en van het versterken van de stabiliserende spieren. Blijf ze tijdens iedere oefening coachen op hun houding zodat ze niet gaan dagdromen of hun aandacht verliezen.

Leer meer over werken met cliënten met hypermobiele gewrichten in de webinar van de Ehlers-Danlos Society getiteld "Intelligent Exercise – How You Can Take Control With EDS" door Kathryn Lister, Associate Clinic Director bij Physiotherapy Associates. De webinar is hier te bekijken: https://www.ehlers-danlos.com/intelligent-exercise-how-you-can-take-control-with-eds/. Ik raad ook Sharon Goldman's IDEAfit-artikel "How to Handle the Hypermobile Client" op http://www.ideafit.com/fitness-library/how-to-handle-the-hypermobile-client ten zeerste aan.

---

[141] Bowman, 2012

Dagelijkse bezigheden aanpakken

Een andere geweldige manier waarop we cliënten kunnen helpen, is door hun houding te verbeteren en hen effectiever te laten bewegen. Dit verlaagt de kans op letsel en verhoogt hun zelfstandigheid. Hoe zit een cliënt in een stoel en hoe staat hij vervolgens op? Hoe zit hij aan een bureau terwijl hij aan het werk is op de computer? Hoe staat hij wanneer hij klusjes doet of kookt (gebalanceerd op beide voeten of op slechts één voet)? Soms kunnen dagelijkse activiteiten minder pijnlijk gemaakt worden door samen met een cliënt terug te gaan naar de basis. Een goed begin is het delen van informatie, zoals de tips in deze wandel-video van biomechanist Katy Bowman: https://youtu.be/cDIeu_QL51U. Een andere goede bron is "Spotting and Fixing Flaws in Walking Biomechanics" van Justin Price, bedenker van The BioMechanics Method®. Het artikel is beschikbaar voor IDEA-leden op http://www.ideafit.com/fitness-library/spotting-and-fixing-flaws-in-walking-biomechanics. Price biedt ook een simpele visuele beoordeling voor mensen met voet- en enkelpijn op https://youtu.be/Uwh35afMYFE.

Supplementen

Wat zijn al die supplementen in de medische voor-geschiedenis van je cliënt? Lees hier meer over supplementen voor lipoedeem die Dr. Herbst aan-raadt: http://treat.medicine.arizona.edu/sites/treat.medicine.arizona.edu/files/medicine-and-sup-plements-handout-fdrs-2016_without_color.pdf. "Lymhedema and Lipedema Nutrition Guide: Foods, vitamins, minerals, and supplements" van Ehrlich et al. kan ook nuttig zijn, net als Deborah Cusack's supplementenprotocol voor cliënten met het syn-droom van Ehlers-Danlos, beschikbaar op https://youtu.be/eZJR3d3Wwv8. Carrie Myers schrijft over hoe verschillende veelgebruikte medicijnen van invloed kunnen zijn op cliënten tijdens het sporten in het ACE-artikel "Common Medications and Their Effects on Exercise Response." Je kunt het hier lezen: https://www.acefitness.org/education-and-resources/professional/certified/may-2018/6992/common-medi-cations-and-their-effects-on-exercise-response.

Laat me duidelijk zijn: ik ben geen expert in het advi-seren van cliënten over supplementen, dus raad ik geen van deze protocollen aan – ik geef alleen de informatie, door zodat personal trainers geïnformeerd kunnen worden over de supplementen die hun cliënten mogelijk gebruiken.

Lees ook Hoofdstuk 12 "Liposuctie voor lipoedeem" als je cliënt aan het sporten is na een lipoedeemoperatie.

Jouw hulp en aanmoediging kunnen de progressie van de ziekte afremmen of stoppen en je cliënt jarenlang meer mobiliteit en betere levenskwaliteit geven. Bedankt voor het werk dat je doet!

Maak kennis met Kathryn Lynn Hack

Zo gaat Kathryn Lynn Hack om met haar lipoedeem.

Hoe voelt het om lipoedeem te hebben?

Lipoedeem voelt alsof mijn lichaam gevoeliger is dan dat van anderen. Het doet pijn wanneer mijn kleine kinderen op me springen met al die hoekjes en ellebogen. Mijn energieniveau wisselt van dag tot dag en ik moet rustmomenten inplannen in mijn schema.

Hoe reageerden je vrienden en familie op je diagnose? Hoe steunden ze je?

Mijn familie en vrienden waren nieuwsgierig en vriendelijk toen ik ze vertelde over mijn diagnose. Ze hebben gezien hoeveel moeite ik had om te begrijpen waarom mijn lichaam zo fragiel was en waarom ik zo snel pjin had. Ze steunen me door me 'toestemming' te geven om mezelf te zijn wanneer ik moet herstellen of rusten. Mijn man steunt me door het grootste deel van ons inkomen te verdienen. Mijn kinderen leren hoe ze hun moeder rust kunnen geven wanneer ze dat nodig heeft.

Hoe behandel je je lipoedeem?

Ik behandel mijn lipoedeem door te proberen mezelf, mijn lichaam en mijn geest te voeden. Ik heb geleerd dat zelfzorg voor mij uit beweging, stilte en betrokkenheid bij mijn gemeenschap bestaat.

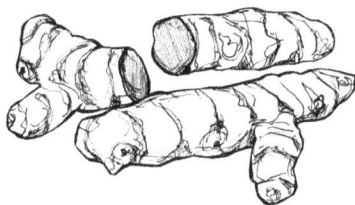

HOOFDSTUK 8

PSYCHOSOCIAAL WELZIJN

Tegenwoordig kan het hebben van een vetweefselafwijking dodelijk zijn.

Weet je wat we helemaal niet goed doen in Amerika? Accepteren dat mensen verschillende lichamen hebben. Zelfs mensen die beter zouden moeten weten, zoals onze famiiieleden, vinden niet dat ze dikke mensen te schande maken wanneer ze advies geven. Ze beweren dat ze alleen maar "bezorgd zijn over je gezondheid." Ik heb talloze verhalen gehoord van mensen die niet naar de dokter durven, omdat ze bang zijn dat de arts hun gewicht zal aanwijzen als oorzaak van hun klachten in plaats van te kijken naar hun symptomen.

In "The Obesity Myth" zegt auteur Paul Campos dat "we leven in een cultuur die de gemiddelde Amerikaanse vrouw tientallen keren per dag vertelt dat de vorm van haar lichaam haar belangrijkste kenmerk is en dat ze ervan moet walgen."[142]

Hoe beïnvloedt dit een dik persoon? Campos interviewde een man, Michael, die hem vertelde dat "iemand die aan het afvallen is wordt geleerd om zichzelf de schuld te geven wanneer hij weer aankomt. De belangrijkste motivatie die wordt gebruikt om te zorgen dat iemand blijft diëten, is door hem of haar te vertellen hoe verschrikkelijk het is om dik te zijn … Mensen die proberen af te vallen, wordt geleerd zichzelf te haten met als doel hen gemotiveerd te houden om gewicht te blijven verliezen."[143]

Discriminatie op grond van gewicht is diepgeworteld in de Amerikaanse cultuur. Sutin et al. vonden dat "individuen die discriminatie op grond van hun gewicht meemaken, ook aangeven dagelijks meer stress te ervaren tijdens een gemiddelde werkweek, meer fysieke klachten hebben en meer negatieve stemming en minder positieve stemmingen voelen

---

[142] Campos, 2004 p. 18

[143] Campos, 2005 p. 160

dan individuen die geen discriminatie op grond van hun gewicht meemaken."[144]

Waar komt dit op neer? Er is dringend zelfzorg nodig voor het psychosociale welzijn van mensen met lipoedeem. In haar presentatie "Diagnosis and Treatment of Lipedema and Dercum's Disease" tijdens de Klose Lymphedema Conference van 2017 raadt Dr. Herbst aan dat mensen met lipoedeem en de ziekte van Dercum "psychologische steun voor angst, depressie, zelfliefde en zelfvertrouwen" moeten krijgen.[145]

Kan het hebben van een vetweefselafwijking echt dodelijk zijn? Ja. Het is cruciaal om toegang te hebben tot geestelijke gezondheidszorg. Waarom? Is de vetweefselafwijking zelf dodelijk, of zijn het de gevolgen van trauma, de stigmatisering van het gewicht, het gebrek aan diagnoses en het gebrek aan steun voor patiënten met lipoedeem? Dokters zijn het er misschien niet allemaal mee eens, maar uiteindelijk is het resultaat hetzelfde. Dr. Stutz nam een vragenlijst af bij honderd patiënten met lipoedeem en vond dat

---

[144] Sutin et al., 2016

[145] Herbst, 2017

acht van hen ten minste één zelfmoordpoging hadden gedaan.[146]

Hoe vroeg begint het labelen en beschamen? Helaas kan het al voorkomen tijdens de kindertijd en is in onze samenleving de aanpak van obesitas bij kinderen totaal verkeerd.

In een artikel gepubliceerd in het International Journal of Obesity beschreven Robinson et al. dat "wanneer een ouder hun kind identificeert als hebbende overgewicht, het kind dan een hoog risico heeft op aankomen in de toekomst" en dat "onder adolescente vrouwen het benoemen van te dik zijn geassocieerd is met meer gewichtstoename."[147] Ik ben het eens met de mening van de auteur dat "de voorzichtige benadering door de volksgezondheid gericht op het 'individu' zoals mensen informeren dat hun gewicht 'ongezond' is, waarschijnlijk geen positief effect heeft op de gezondheid" en dat "als zulke benaderingen geen rekening houden met het stigma op overgewicht

---

[146] Stutz, 2016

[147] Robinson et al., 2017

en obesitas, het zelfs schadelijk kan zijn voor het individu."[148]

Wat kunnen we doen om onszelf te helen in deze vernietigende maatschappij?

Uit onderzoek blijkt dat mensen met lipoedeem meer psychologische flexibiliteit en sociale verbondenheid nodig hebben.

Laten we deze termen definiëren.

Psychologische flexibiliteit laat ons gedachten, emoties en gevoelens ervaren zonder ernaar te hoeven handelen. Het is ook belangrijk om het gevoel te hebben ergens bij te horen, om verbonden te zijn met vrienden en onze gemeenschap. Dit noemen we ook wel **sociale verbondenheid**.

Dudek, Białaszek en Ostaszewski vonden dat mensen met lipoedeem een hogere kwaliteit van leven hadden als zij "betere psychologische flexibiliteit en sociale verbondenheid hadden, rekening houdend

---

[148] Robinson et al., 2017

met de ernst van hun symptomen, maar dat een hogere tevredenheid met het leven alleen correleerde met meer sociale verbondenheid." De onderzoekers vonden ook dat "vrouwen die meer open stonden voor ervaringen, meer aanwezig waren tijdens ervaringen (zowel prettige als pijnlijke) en actiever deelnamen aan het leven een hogere kwaliteit van leven rapporteerden" en dat mensen die psychologisch flexibeler zijn, de neiging hebben beter voor zichzelf te zorgen en meer therapietrouw zijn."[149]

Laten we eens bekijken wat dit inhoudt voor ons eigen leven. Ik nodig je uit een oefening te proberen die Dr. Colleen Reichmann met haar cliënten doet.

Reichmann, een erkend psychologe in Williamsburg, Virginia, vraagt eerst om je top vijf favoriete mensen die je kent te noemen:

Schrijf hieronder vijf redenen op waarom je van deze geweldige mensen houdt.

---

[149] Dudek, Białaszek & Ostaszewski, 2015

Is een van de redenen gerelateerd aan de lichaams-bouw van deze mensen? Is een van de redenen waarom je bijvoorbeeld zo veel van je oma houdt haar gewicht? Dit kan je eraan helpen herinneren dat ons lichaam niet de echte reden is waarom mensen van ons houden. Lees hier meer over Dr. Reichmann en haar werk: http://www.colleenreichmann.com.

Dus het zit allemaal tussen mijn oren?

Betekent het feit dat ik me richt op meer dan alleen pillen, kledingstukken en operaties – bijvoorbeeld door te schrijven over de effecten van psychologische activiteiten en sociale verbondenheid – dat je emotionele toestand de oorzaak is van de fysieke symptomen van lipoedeem? Nee. Lipoedeem heeft hele echte fysieke symptomen. Het zit niet "allemaal tussen je oren." Niet alleen je fysieke symptomen zijn echt, maar ook hoe je ervaart dat je door de wereld wordt behandeld. Geen van deze dingen zit tussen je oren.

Vrouwen en mensen gesocialiseerd als vrouw terwijl zij opgroeiden hebben te maken met seksisme in de geneeskunde. Onderzoeken laten genderqueers en mensen met een non-conformerend gender vaak compleet buiten beschouwing. Voeg hieraan een of meerdere niet goed erkende gezondheidsproblemen toe en je hebt een volmaakte kwelling.

Je bent niet "dik en te lui om af te vallen." Dit is niet "je eigen schuld." Geen enkel dik persoon, of ze nu lipoedeem hebben of niet, heeft dit zichzelf aangedaan.

Het is heel normaal om sterke gevoelens en reacties te hebben op de manier waarop dikke mensen tegenwoordig worden behandeld in de maatschappij. Laten we eerlijk zijn, onrecht in de maatschappij gaat ook niet opgelost worden met meditatie. Als je nieuwsgierig bent naar oefeningen om stress te verminderen, zal ik je graag wat uitleg geven zodat je daarmee kunt beginnen.

De eerste twee oplossingen: groepen en meditatie

Andere mensen vinden die ook lipoedeem hebben, kan je gevoel van sociale verbondenheid verbeteren. Hoe kan je deel worden van een online gemeenschap? Er zijn in Amerika en daarbuiten veel Facebook-groepen gericht op acceptatie van dikke mensen en lipoedeem opgericht. Vooral na een operatie is het nuttig om het internet te gebruiken voor sociale ver-bondenheid, wanneer je geen dokterafspraken meer hebt of niet meer kan praten met andere experts over je aandoening.

Het hebben van een chronische ziekte kan eenzaam zijn en leiden tot isolement. Het internet is voor veel mensen dan ook een reddingslijn. De documentaire Unrest is een goed voorbeeld van hoe het internet kan functioneren om mensen te verbinden.[150]

Oefeningen zoals meditatie kunnen de psychologische flexibiliteit verbeteren. Hoewel ik een gecertificeerd meditatieleraar ben en heb lesgegeven in meditatie

---

[150] Brea, 2017

en mindfulness op het IPSB College in San Diego, heb ik niet altijd gemediteerd. Ik begon met mediteren in een periode van mijn leven waarin ik heel angstig was. Ik had net mijn enkel verstuikt, waardoor ik gedwongen was een halve marathon af te zeggen waarvoor ik al drie maanden aan het trainen was. Mediteren werkte toen voor mij. Ik was zo onder de indruk van de positieve effecten ervan, dat ik ging trainen in Sedona met voormalig Chopra Center-programmaleider en bestsellerauteur Sarah McLean om meditatiedocent te worden.

Nadat ik ervaren had hoe meditatie de manier waarop ik herstelde van mijn blessure veranderde, wilde ik erachter komen of het ook kon helpen bij het omgaan met ziektes, waaronder lipoedeem. Op de Fat Disorders Resource Society Annual Conference in 2018 heb ik veel informatie gedeeld over de onderzoeken die hierop volgden. Je kunt de video van mijn presentatie hier terugkijken: https://youtu.be/tSFyeY-l1I9o.

De eerste studie heet "Self-Compassion and Body Dissatisfaction in Women: A Randomized Controlled

Trial of a Brief Meditation Intervention" van Ellen R. Albertson, Kristin D. Neff en Karen E. Dill-Shackleford. Deze studie liet "vrouwen met zorgen over hun lichaamsbeeld" luisteren naar opnames van zelfmedeleven-meditatie om te zien of blootstelling hieraan hun problemen met hun lichaamsbeeld zou verbeteren. Tweehonderdachtentwintig volwassen vrouwen reageerden op een advertentie die vrouwen met zorgen over hun lichaamsbeeld uitnodigde mee te doen aan een onderzoek over meditatie. Deelnemers luisterden gedurende drie weken naar zelfmedeleven-meditatietrainingpodcasts of werden op een wachtlijst geplaatst.

Gebruikte mindfulnessoefeningen zijn onder andere de "Compassionate Body Scan," "Affectionate Breathing," en liefdevolle meditatie waarbij de zinnen "Moge ik veilig zijn, moge ik vredig zijn, moge ik lief zijn voor mijzelf en moge ik mezelf accepteren zoals ik ben" worden gebruikt.

Onderzoekers hebben zelfmedeleven, ontevredenheid met het lichaam, schaamte voor het lichaam, lichaamswaardering en de hieruit voortkomende zelfwaardering gebaseerd op uiterlijk gemeten. Alle resultaten waren anders vergeleken met voor de test; alleen lichaamswaardering correleerde significant met het aantal dagen per week dat de deelnemers mediteerden.

Wat betekende het? Deelnemers die naar de meditatiepodcasts hadden geluisterd, lieten een significant grotere toename van zelfmedeleven (19%) zien dan deelnemers die op de wachtlijst waren geplaatst (5%) wat wees op een grote effectmaat. Bovendien zorgde de interventie voor significante verbetering van alle zes onderdelen van zelfmedeleven (aardig zijn voor jezelf, zelfveroordeling, algemene menselijkheid, isolatie, mindfulness en over-vereenzelviging), wat suggereerd dat holistische meditatie het zelfmedeleven bevordert.[151]

Hier vind je de in het onderzoek gebruikte meditatie-oefeningen: http://self-compassion.org/category/exercises.

De tweede studie heet "Brief self-compassion meditation training for body image distress in young adult

---

[151] Albertson et al., 2014

women" van Aubrey M. Toole en Linda W. Craighead. Deze studie onderzocht ook de effecten van zelfme- deleven meditatie, maar verkortte de tijdsduur van drie weken naar slechts een week en richtte zich op jongvolwassen vrouwen die nog nooit hadden geme- diteerd. Het begon met een persoonlijke sessie in het laboratorium om de vragen van deelnemers te beant- woorden. Deelnemers hadden daarna een week lang toegang tot de podcasts. Opvallend was dat veel deelnemers niets deden met de meditatiepodcasts en alleen de eerste sessie in het laboratorium bijwoon- den. Ongeveer de helft van de deelnemers luisterde alleen naar de twintig minuten lange "Compassionate Body Scan" meditatieles die hun werd gegeven tij- dens de eerste sessie in het laboratorium.

De resultaten? Ze hadden gemiddeld evenveel profijt van de meditatie als de deelnemers die gedurende de week nog meer gemediteerd hadden. Zelfs kort- durend (variërend van twintig tot 90 minuten) een meelevende houding aannemen richting het eigen lichaam is voldoende om meetbare veranderingen te brengen in de gedachten, gevoelens en het gedrag.

De auteurs van deze studie noemden een belangrijk punt: sommige mensen gebruiken ontevredenheid met hun lichaam als motivatie om door te gaan met sporten of diëten.[152] Het is belangrijk om te erkennen dat er veel verschillende barrières kunnen zijn die je tegenhouden om meditatie in te plannen in je dagelijkse routine. Houdt een van de volgende ideeën je tegen om zelfmedeleven te beoefenen?

- ▶ Zelfkritiek: je innerlijke stem vertelt je dat je niet kan mediteren of je hebt het gevoel dat je jezelf moet bekritiseren om jezelf in bedwang te houden

- ▶ Gebrek aan tijd in je schema

- ▶ Niet weten hoe tijd voor meditatie ingepland kan worden

- ▶ Meer steun en gemeenschappelijke ervaringen nodig hebben

- ▶ Angst dat je zonder een speciaal kussen, muziek, kaarsen, wierook en ga zo maar door niet kan mediteren.

---

[152] Toole & Craighead, 2016

► Zelfmedeleven is goed voor jou, maar niet voor andere mensen

► Zelfmedeleven is niets voor jou, omdat je niet bewust pijn wil voelen

► Zelfmedeleven is zwakte, zelfmedelijden, egoïstisch, toegeeflijk of zorgt ervoor dat je je motivatie verliest

De ideeën hierboven komen veel voor in de huidige maatschappij. Als je ze herkent en kan leren om medelevend te zijn met jezelf omdat je daarin gelooft, raad ik je aan Kristin Neff's gratis meditatie-oefeningen hier te proberen: http://selfcompassion.org/category/exercises.

Het UCSD's Center for Mindfulness biedt een achtweekse cursus over mindful zelfmedeleven aan, mocht je daarover meer willen leren. Meer informatie vind je hier: https://health.ucsd.edu/specialties/mindfulness/compassion-programs/Pages/mindful-self-compassion.aspx.

Mijn favoriete meditatieleraren:

_____

_____

_____

Hoe kan ik mediteren met lipoedeem? Ik kan niet in de lotushouding zitten!

Mensen met lipoedeem kunnen moeite hebben met meditatie, omdat mediteren traditioneel gedaan wordt in een zittende houding waarbij de benen over elkaar zijn gekruist. Bovendien hebben meerdere mensen met lipoedeem gezegd dat het te pijnlijk is om op de grond te zitten en dat opstaan na liggen op de grond niet eenvoudig is. Ik zal een aantal tips delen van mensen met lipoedeem over hoe zij comfortabel mediteren.

Marion uit Kent, Groot-Brittannië, zegt het volgende. "Ik zit meestal op de bank met mijn voeten op de grond. Ik vind de traditionele posities oncomfortabel. Zitten of liggen gaat wel. Wanneer ik lig, voel ik me meer ontspannen. Je moet de vorm van meditatie vinden die werkt voor jou, maar positieve bevestiging kan je helpen bij pijn en het vasthouden van je positieve instelling."

Gale uit Schotland vertelt iets vergelijkbaars. "Ik kan niet op de grond zitten, dus zit ik in plaats daarvan comfortabel op een stoel met mijn handen op mijn bovenbenen en mijn ogen dicht." Gale heeft gemerkt dat vier keer diep inademen, vier tellen in en vier tellen uit, haar helpt "op te laden." Gale kan niet op de grond liggen zonder een kussen onder haar middel, knieën en enkels te leggen. Het is daardoor veel makkelijker voor haar om op een stoel te mediteren.

Abby uit Californië pakt het anders aan. "Ik gebruik de app Headspace op mijn telefoon sinds twee jaar iedere dag. Ik zit tien tot vijftien op mijn schommelstoel op de veranda. Zo begin ik mijn dag goed. Ik kan iedereen Headspace aanraden.[153] Ik gebruik een kussen achter mijn rug, net boven mijn billen. Verder ook een kussen onder me en een dekentje, omdat het buiten koud is. Tijdens het mediteren zit ik stil."

---

[153] De Headspace-app is beschikbaar via http://www.headspace.com/

Mijn meest comfortabele meditatiehoudingen:

_____

_____

_____

Meer manieren van zelfzorg

Therapie kan de nodige hulp bieden aan mensen met lipoedeem die extra steun nodig hebben. Ik ben niet gekwalificeerd om professioneel advies te geven over dit onderwerp en raad je aan om in therapie te gaan als je denkt dat je goed zal doen. Ik kan wel een aantal manieren van zelfzorg aanraden die kunnen helpen bij angst, zelfliefde en zelfvertrouwen, zoals het vertellen van verhalen, het bijhouden van een dagboek, acupressuur, aromatherapie, seksuele bevestiging, modeltekenen, de natuur ingaan, vriendschappen en relaties onderhouden en durven loslaten.

Verhalen vertellen en een dagboek bijhouden

Als mijn eerste liefde schrijven is, dan is mijn tweede liefde het vertellen van verhalen. Ik herinner me dat iemand een verhaal kwam vertellen tijdens mijn eerste semester aan de universiteit en dat ik me verwonderde over haar wijsheid. Ik kreeg enorm veel inzicht in haar verhalen en ze liet me zien dat moeilijke tijden je belangrijke lessen kunnen leren. Ik ben zo blij dat ik op jonge leeftijd al in aanraking ben gekomen met het vertellen van verhalen, omdat mijn moeder twee jaar later overleed aan kanker. Nog steeds leer ik van dat verlies.

Als inspirerende verhalen kunnen helpen, kan het gebrek aan het zien van onze eigen verhalen en beelden in de media ons geïsoleerd en alleen laten voelen. Laten we daar nu aandacht aan besteden.

Denk eens na over de vragen uit het handboek "How to spread body positivity in your community"van Proud2Bme.org en vertel hier je eigen verhaal.

Als je gaat winkelen, welke ervaringen heb je dan met betrekking tot kledingmaten? Wat geeft je zelfvertrouwen? Wanneer zit je het lekkerst in je vel?

_____

_____

_____

Was lichaamsbeeld een veelbesproken onderwerp in je familie toen je jong was? Zo ja, op welke manier?

_____

_____

_____

Wat zou je je zestienjarige zelf willen vertellen over je lichaamsbeeld? Wat weet je nu wat je toen niet wist, maar van invloed is op hoe je je voelt in je eigen lichaam?[154]

_____

_____

_____

De bovenstaande vragen kunnen je ook nieuwe inzichten bieden bij het schrijven van een dagboek. Een dagboek is simpelweg een geschreven verhaal over je gedachten, vol observaties van jezelf en de wereld om je heen. Het Centrum voor Dagboektherapie definieert therapeutisch schrijven als "het doelmatig en opzettelijk gebruiken van reflecterend schrijven om de mentale, fysieke, emotionele en spirituele

---

[154] How to spread body positivity in your community, z.d.

gezondheid en welvaart te bevorderen."[155] In het arti-kel "The Healing Power of Therapeutic Writing" van Ronald Tucker Rhodes vertelt psychotherapeut Miriam Kuznets dat schrijven "goed werkt voor mensen die moeite hebben met het verbaal uiten van hun gevoe-lens of skeptisch zijn over gesprekstherapie."[156] Lees in dit artikel de richtlijnen van Rhodes voor expressief schrijven en tips voor het gebruiken van therapeu-tisch schrijven als zelfzorg: https://secure.igliving.com/magazine/articles/IGL_2017-04_AR_The-Healing-Properties-of-Therapeutic-Writing.pdf.

Wauw, dat klinkt goed! Laten we nu proberen een stuk-je te schrijven. Hier zijn een aantal manieren waarop je kunt beginnen:

Een simpele maar diepe zin om mee te beginnen, is "Ik herinner me ..."

Kristin Neff biedt hier nog een aantal andere geweldige stellingen: http://self-compassion.org/exercise-3-ex-ploring-self-compassion-writing/

---

[155] Adams, 1999

[156] Rhodes, 2017

Op de website van het Centrum voor Dagboektherapie staan veel goede tips voor de beginnende schrijver, waaronder vijf makkelijke stappen om te schrijven, acht suggesties voor nieuwe schrijvers en veertien schrijf-technieken voor je dagboek: https://journaltherapy.com/lets-journal/a-short-course-in-journal-writing/.

Schrijven is zo frustrerend!

Als je merkt dat schrijven in een dagboek heftige emoties opwerkt en niet een prettige, ontspannende ervaring is, dan ben je niet alleen. In het onder-zoek "Confronting a Traumatic Event. Toward an Understanding of Inhibition and Disease" onder-zochten Pennebaker en Beall of "schrijven over traumatische gebeurtenissen op de lange termijn de gezondheid beïnvloedt" en vonden dat "schrijven over zowel de emoties als de feiten rondom een trau-matische gebeurtenis geassocieerd werd met een relatief hogere bloeddruk en negatieve stemming na het schrijven, maar ook met minder doktersbezoeken in de zes maanden na het experiment."[157]

---

[157] Pennebaker & Beall, 1986

Zorg ervoor dat je voldoende steun hebt als je gaat schrijven over gebeurtenissen uit het verleden, omdat het soms moeilijke en emotionele gebeurtenissen zijn. Als je het te overweldigend vindt, zoek dan hulp bij een therapeut of neem extra tijd voor zelfzorg op dagen dat je schrijft. Als je meer wilt weten over schrijven als gezondheidsbehandeling en de emotionele voordelen ervan, raad ik DeSalvo's "Writing as a Way of Healing: How Telling Our Stories Transforms Our Lives" aan.

Heeft dit je interesse gewekt?

Als je meer wilt leren over het vertellen van verhalen, kun je een van de volgende suggesties gebruiken:

De les "Folktales and Journaltales" met instructeur Hanna Merin of "Writing and Healing" met instructeur Nancy Scherlong. Beide zijn online-lessen op de site van het Instituut voor Therapeutisch Schrijven. Lees hier meer: http://twinstitute.net.

Judith Greer Essex PhD is de oprichter van het Expressive Arts Institute, dat lessen aanbiedt voor het bijhouden van een dagboek waaronder een

"Illuminated Journal Workshop." Vind hier een recente lijst met lokale lessen in San Diego: http://www.expressiveartsinstitute.org/

Isabel Abbott is de bedenker van "Unapologetic Writing," een virtuele schrijfles. Hier lees je er meer over: http://www.isabelabbott.com/unapologetic/

Kan schrijven echt helpen bij het verwerken van emoties? Dr. David, psycholoog aan de Harvard Medical School met wie we ook spraken in Hoofdstuk 1, zegt in haar Ted Talk dat ze begon met schrijven toen ze een kind was en haar vader overleed aan kanker. Haar lerares Engels op de middelbare school zei toen het volgende tegen haar. "Schrijf op wat je voelt. Vertel de waarheid. Schrijf alsof niemand het leest." Ze merkte daarbij op dat "ik op die manier echt werd geconfronteerd met mijn pijn en rouw. Het was zo simpel, maar veranderde alles voor mij. De revolutie die begon in een notitieboekje, 30 jaar geleden, is mijn levenswerk geworden."[158]

Misschien kan een dagboek bijhouden en verhalen vertellen ook voor jou revolutionair zijn!

---

[158] David, 2017

Lachyoga

Lachyoga is "een moderne techniek die deelnemers laat neplachen, met als doel een positief psycholgisch resultaat te bereiken." Een Australisch onderzoek naar de effecten van lachyoga op het welzijn vond dat de techniek "net als andere positieve psychologische technieken waarschijnlijk het best werkt voor mensen met een slechter emotioneel welzijn en hogere niveaus van angst en stress."[159]

Teresa (Tess) Sanderson is een instructeur lachyoga in het Verenigd Koninkrijk. Dit is wat ze mij vertelde over lachyoga:

> Er zijn oefeningen die je in je eentje kunt doen in combinatie met ademhalingsoefeningen en meditatie. Ik heb gemerkt dat deze oefeningen me helpen bij het omgaan met mijn chronische pijn en tijdens mijn slechtere dagen. Aan de andere kant kun je de oefeningen ook samen met anderen doen. Dit voegt een sociale dimensie toe. Lachen met anderen is gezellig, leuk, laat je weer

---

[159] Weinberg et al., 2014

kinds voelen — tijdens mijn sessies voeg ik soms ook zang toe aan de oefeningen, net als ademhalingsoefeningen en ter afsluiting ook meditatie. Door de sessie te leiden ervaar ik dezelfde positieve effecten als de deelnemers. Ook geeft het mij veel voldoening wanneer ik zie dat mijn leerlingen er profijt van hebben.

Sanderson zegt haar leven is veranderd sinds ze lerares lachyoga is.

Ik heb het gevoel dat mijn leven verbeterd is. Ik zat vast in een cyclus van pijn en zorgen over mijn aandoening en de positie waarin ik me fysiek, emotioneel, mentaal en financieel bevond. Nu voel ik me helderder, kalmer en heb ik dingen gedaan die ik twee jaar geleden nooit voor mogelijk had gehouden. Ik hoop andere vrouwen met lipoedeem en chronische ziekten te bereiken die geïsoleerd zijn of voor wie het onmogelijk is om te sporten in een 'normale' omgeving en ze plezier, gelach en de wetenschappelijk bewezen positieve effecten van yoga te geven.[160]

---

[160] Mailwisseling met de auteur

Acupunctuur en acupressuur

Heb je ooit acupunctuur of acupressuur geprobeerd? Dit is een onderdeel van de klassieke en traditionele Chinese geneeskunde en kan gebruikt worden tegen verschillende klachten en om het welzijn te verbeteren. Lipoedeem wordt door sommige Chinese dokters beschouwd als een ziekte van koud vocht.

In "Acupressure for Emotional Healing" schrijven Gach en Henning dat "onrecht, schaamte en beschuldiging de chi verdrijven" en dat "de emotionele pijn en vernedering van schuldgevoel en schaamte ook een negatieve invloed op de meridiaan van de milt, die correspondeert met zelfvertrouwen, hebben." Acupressuurpunten voor schuldgevoel en schaamte zijn Lu 1, CV 12 en CV 17.[161] Het boek bevat ook een een zelfzorgroutine tegen schuldgevoel en schaamte, evenals hart- en zonneplexusmeditaties.

Na een acupressuursessie raden Gach en Henning je aan de ogen te sluiten, diep adem te halen en "direct daarna compleet te ontspannen, jezelf toe te dekken

---

[161] Gach & Henning, 2004

en een dutje te doen om de helende energiestroom tussen de drukpunten te maximaliseren."[162]

In "Aromatherapy for Healing the Spirit: A Guide to Restoring Emotional and Mental Balance through Essential Oils" noemt Gabriel Mojay een aantal suggesties voor acupressuurpunten geschikt voor verschillende emotionele problemen. "Kidney-3 kan helpen zelfvertrouwen en moed te herstellen.[163] Liver-3 kan frustratie, prikkelbaarheid en wrok verminderen."[164]

Als je je zorgen maakt over de effecten van naalden of diepe druk op je lichaam, kunnen veel acupuncturisten ook naalden alleen op je oren of de onderkant van je voeten of gebruiken om je chi te beïnvloeden. Onthoudt dat er bij elke stap minstens 50 kilo gewicht op elke voet rust en dat diepe druk op de voeten dan ook voor vrijwel iedereen veilig is. Japanse acupunctuur gebruikt ondiepe plaatsing en extreem dunne of zelfs geen naalden wanneer er in plaats daarvan een tei-shin wordt gebruikt als vorm van acupressuur.

---

[162] Gach & Henning, 2004

[163] Mojay, 2005 p. 153

[164] Mojay, 2005 p. 157

Deze stijl is vooral geschikt voor kinderen en mensen die gevoelig zijn voor aanrakingen. Het is gebaseerd op de klassieke vijf-elemententheorie en is over het algemeen meer 'energetisch' dan traditionele Chinese acupunctuur. Vraag je acupuncturist of acupunctuur ook voor jou geschikt is.

Acupunctuur- en acupressuurpunten die ik gebruik:

_____

_____

_____

Aromatherapie voor medeleven en zelfliefde

Mojay noemt meerdere poëtische suggesties voor essentiële oliën en oliemengsels die mensen met lipoedeem mogelijk kunnen helpen. Kalmerende oliën zijn jeneverbes en cipres; geranium "kalmeert de zenuwen van mensen die niet van nature 'emotioneel' zijn – de 'strebers' die weinig tijd hebben voor gevoelens;" lavendelolie tegen stress over de gezondheid; jeneverbes voor sociale zelfverzekerheid en "veerkracht en optimisme." Volgens Mojay kan teatreeolie helpen de emotionele pijn als gevolg van gezondheidsproblemen te verminderen; grapefruitolie is nuttig voor "onderdrukte of aanhoudende boosheid die zich heeft ontwikkeld tot diepgewortelde wrok;" pepermunt versterkt de tolerantie. Neroli-olie is aan te raden aan "wanhopige mensen die zichzelf hebben losgemaakt van hun gevoelens en zintuigen om te ontsnappen aan emotionele pijn."[165]

Ik ben het eens met de opmerking van Mojay dat "essentiële oliën nooit oraal moeten worden ingenomen... en alleen verdund op de huid gesmeerd mogen worden in een andere olie of in de vorm van een crème of gel."[166] Schakel een professioneel aromatherapeut in voordat je begint met het gebruiken van essentiële oliën als je je zorgen maakt over de hoeveelheid oestrogeen in je lichaam. Sommige essentiële oliën kunnen namelijk een hormoonachtige werking hebben.

Aromatherapeutische essentiële oliën die ik gebruik:

_____

_____

_____

---

[165] Mojay, 2005 p. 164

[166] Mojay, 2005

Tijd om het over seks te hebben!

In "Fat Shame: Stigma and the Fat Body in American Culture" beschrijft auteur Amy Erdman Farrell de ervaringen die Sara Fishman en anderen hadden in de Fat Underground: "als dikke vrouw hadden ze allen geleerd om een 'seksloos dik meisje' te zijn: een allemansvriend en niemands partner."[167] Dat stereotype moet veranderen!

Voor advies over het accepteren van seksualiteit bij dikke mensen benaderde ik Sarah Thompson, coach en schrijfster gericht op bevrijding van het lichaam, bevrijding van het dik zijn en lichaamspositiviteit. Dit is waar we over spraken:

> Ons is aangeleerd om onze seksualiteit en sensualiteit te verstoppen, te negeren of ons ervoor te schamen. Velen hebben geleerd dat het gevaarlijk is om je aantrekkelijk te kleden of je seksualiteit te omarmen. Vaak word je als je dik bent automatisch gezien als aseksueel en onaantrekkelijk. Gevoelens over seksualiteit kunnen

---

[167] Farrell, 2011

extreem gecompliceerd zijn, om veel verschillende redenen.

Je moet weten dat je je seksualiteit kan terugwinnen, je sexy jou kan omarmen en als dik persoon ook kunt genieten! Je seksualiteit is van jou en je kunt er op je eigen tempo mee aan de slag gaan. Er zijn absoluut mensen die zich aangetrokken voelen tot onze lichamen. Ik geloof dat vanuit het diepst van mijn hart. Er zijn niet alleen verschillende soorten lichamen, maar ook verschillende soorten aantrekkingskracht.

Er zijn verschillende groepen op social media die je kunt volgen waar mensen discussiëren over deze onderwerpen. Je kan zelfs coaches vinden die je met je seksualiteit kunnen helpen, net als hulpmiddelen en boeken over dit onderwerp.

Als je niet gewend bent om dikke mensen als seksueel en zelfverzekerd te zien, raad ik je aan dikke mensen toe te voegen aan je Facebook- en Instagramfeed! Het zien van verschillende lichaamstypen en maten kan op de lange termijn het beeld van wat je aantrekkelijk vindt veranderen. Ik vind het geweldig hoe mijn blik op schoonheid veranderde naarmate ik meer mensen ging volgen.

Lichaamsacceptatie beoefenen, zelfvertrouwen krijgen en meer tevreden zijn met je leven zal je helpen om alle onderdelen van jezelf te omarmen, waaronder je seksualiteit. Zoek mooie en goed passende kleren uit die je persoonlijkheid weerspiegelen, durf risico's te nemen en draag wat je leuk vindt zonder regels te volgen over wat flatteus is! Durf ruimte in te nemen in plaats van jezelf kleiner te maken. Doe alsof je niet leeft in een wereld die bang is voor dik zijn. Stop met wachten op het leven waar je naar verlangt!

Sarah's Instagram-aanbevelingen:

- ▶ @dawn_serra

- ▶ @virgietovar

- ▶ @glitterandlazers

- ▶ @fatgirl_laughing

- ▶ @fatgirlflow
- ▶ @fatlippodcast
- ▶ @lividlipids
- ▶ @iamadriana
- ▶ @fatwomenofcolor
- ▶ @comfyfattravels
- ▶ @thefatsextherapist
- ▶ @kellybellyohio
- ▶ @shooglet
- ▶ @themilitantbaker
- ▶ @madeonagenerousplan
- ▶ @watchshayslay
- ▶ @saucyewest
- ▶ @queerfatfemme
- ▶ @abearnamedtroy
- ▶ @chubstr
- ▶ @ashleightthelion

Sarah's aanbevolen boeken en artikelen:

- ▶ Fat Sex: The Naked Truth van Rebecca Jane Weinstein

- ▶ Big, Big Love van Hanne Blank

- ▶ Things No One Will Tell Fat Girls van Jes Baker

- ▶ Curvy Girl Sex van Elle Chase

- ▶ The Body Is Not An Apology van Sonya Renee Taylor

- ▶ Sex at Every Size van Philippe Leonard Fradet, beschikbaar via https://thebodyisnotanapology. com/magazine/sex-at-every-size/

Sarah's aanbevolen Facebook-groepen (de meeste zijn privé, maar je kunt ze wel opzoeken):

- ▶ Dating While Fat

- ▶ Caring for Our Fat Bodies

- ▶ FATTIES: Fashionistas are Truly Terrific in Every Size

- ▶ Boise Rad Fat Collective

▶ Radical Rule Breakers

▶ The Wide Life

▶ Fatgasm (gericht op de LGBT-gemeenschap)

▶ Flawless Superfat Babes

▶ Radical Fat Acceptance: Small to Super

Sarah, bedankt voor het delen van je blik op dit onderwerp!

Schrijf een liefdesbrief aan je lichaam aan de hand van deze gids van het UC Berkeley Greater Good Science Center: https://ggia.berkeley.edu/practice/self_compassionate_letter.

Modeltekenen

In het artikel "Illustrating the body: Cross-sectional and prospective investigations of the impact of live drawing sessions on body image" vond Swami dat het bijwonen van tekensessies waar "mensen tekeningen maken van een mens met een levend model als voorbeeld significant geassocieerd werd met een hogere lichaamswaardering en een minder streven naar dun zijn en minder sociale onzekerheid over het uiterlijk."[168]

Hoe is het om naaktmodel te zijn in een tekenles? Kijk deze aflevering van Succulent Six om erachter te komen! https://youtu.be/deWNm0sxJWg.

De San Diego naaktmodellengroep organiseert elke maand meerdere evenementen. Hun website is https://www.meetup.com/SanDiegoLifeDrawing.

UCSD Extension biedt een vergelijkbare les aan, Figure Drawing I. Lees hier meer: https://extension.ucsd.edu/courses-and-programs/figure-drawing-i.

De natuur bezichtigen

Voel je je beter over jezelf en lichaam wanneer je in de natuur bent geweest? Als je dit ervaart, zit het niet alleen tussen je oren.

Swami et al. vonden dat "kijken naar plaatjes van natuurlijke omgevingen resulteerde in een significant positievere blik op het lichaam in vergelijking met de

---

[168] Swami, 2016

controlegroep. Kijken naar afbeeldingen van gebouwen had daarentegen geen significant effect op de lichaamsbeeldscore."[169]

Ik vind het fascinerend dat het effect van de natuur onze huizen ingebracht kan worden door foto's. Hoewel de effectmaat klein is, kan het helpen om thuis wat stadse kunst te vervangen door afbeeldingen van de natuur.

Vriendschappen en relaties onderhouden

Onderzoekers aan Harvard deden longitudinaal onderzoek naar studenten die vanaf 1938 aan de universiteit waren gaan studeren. Een van de bevindingen van deze Harvard Study of Adult Development was dat "hechte relaties mensen gelukkig houden tijdens hun leven, meer dan geld of beroemdheid." Robert Waldinger, de leider van het onderzoek, vertelt daarbij dat hij "dagelijks mediteert en meer tijd en energie in zijn relaties steekt dan vroeger." Waldinger licht zijn bevindingen toe in deze TED Talk: https://youtu.be/8K-kKuTCFvzI.

---

[169] Swami et al., 2018

Een van de geweldige dingen aan social media is de mogelijkheid om beelden en meningen te zien en te horen die niet goed vertegenwoordigd zijn in populaire media. Ik heb heb veel vrienden gemaakt met lipoedeem en geweldige mensen ontmoet die actief zijn in de acceptatie van dikke mensen dankzij de lichaamspositiviteitsgemeenschappen op Facebook en Instagram. Vind nieuwe vrienden door te zoeken naar #lipedema #lipoedema, #bodypo en nog veel meer!

Loslaten

Catherine Seo van The Lipedema Project en Kate Freeman, mededirecteur van het Center for Releasing hebben een reeks evenementen georganiseerd over het welzijn van mensen met lipoedeem. Lees hier meer over durven loslaten: http://www.centerforreleasing.org/

Dingen die ik ga proberen om me meer op mijn gemak te voelen in mijn lichaam:

_____

_____

_____

Boeken die mensen met lipoedeem aanraden

Ik wil iedereen in de Facebook-groep Lipedema Sisters USA ontzettend bedanken voor hun hulp. Een aantal leden was zo vriendelijk om boeken te noemen die hun leven hebben veranderd:

- ▶ You Can Heal Your Life van Louise Hay
- ▶ The Gifts of Imperfection van Brene Brown
- ▶ Loving What Is van Byron Katie
- ▶ Presence van Amy Cudy
- ▶ Things No One Will Tell Fat Girls van Jes Baker

Hulpmiddelen voor je zelfbeeld

Auteur Jes Baker van Things No One Will Tell Fat Girls heeft hier een uitgebreide lijst geschreven met hulp-middelen voor je zelfbeeld en geestelijke gezondheid: http://www.themilitantbaker.com/p/resources.html.

Welke vormen van zelfzorg helpen écht?

Ik ging kortgeleden naar een presentatie over het opstarten van een bedrijf en de spreker vertelde toen over het verschil tussen twee typen houdingen. De eerste houding is "nee, maar …" waarbij je negatief reageert op een idee en redenen bedenkt waarom iets onmogelijk is. Het alternatief is "ja, en …" en wordt onder meer gebruikt bij improvisatietheater, waarbij de luisteraar erkent dat het idee van de spreker mogelijk is en daar zijn eigen ideeën aan toevoegt.

Kruis met een "ja, en …" houding in je hoofd de vormen van zelfzorg aan die voor jou behulpzaam zijn.

Zelfzorg is niet jezelf betuttelen, het is op jezelf passen als een ouder. Als kind wist ik dat mijn ouders altijd meebetaalden als het om een leerzame ervaring ging. Mijn moeder wilde dat ik alle kansen zou krijgen om te slagen in het leven. Geef jezelf ook die kansen!

- ▶ Lezen

- ▶ Genieten van de natuur

- ▶ Luisteren naar muziek

- ▶ Vriendschap

- ▶ Vergeven

► Een bad nemen

► Voetmassage

► Lachen

► Lymfatische drainage-massage

► Meditatie

► Goed slapen

► De huid borstelen

► Positieve emoties voelen

De natuur, het nemen van een bad en het luisteren naar muziek klinken misschien wat afgezaagd wanneer je wordt geconfronteerd met extreme emoties. Soms is het nodig om boos te zijn, te huilen, een vriend(in) op te bellen of te posten in een Facebook-groep om de steun te krijgen waarmee je door een moeilijke tijd heen kunt komen.

Nog een paar vragen:

Wat kan ik doen wanneer ik in geen van deze dingen zin heb?

_____

_____

_____

Noem twee mensen en een virtuele groep waarmee je contact kunt opnemen wanneer je verdrietig bent.

_____

_____

_____

Mijn zelfzorgroutine: wat geeft me nieuwe energie? Wat laadt me op wanneer ik niet meer verderkan?

_____

_____

_____

Wie kan ik om hulp vragen?

_____

_____

_____

Wie kan ik om steun vragen?

_____

_____

_____

Toestemming

Als gecertificeerd lymfoedeemtherapeute geef ik je toestemming om:

▶ Je gevoelens te uiten, ook al vinden anderen dit ongemakkelijk

▶ Te eten wat je lekker vindt

▶ Te genieten van je eigen lichaam

▶ Comfortabele kleding te dragen

▶ Niemand een plezier te hoeven doen

Waar zou je nog meer toestemming voor willen hebben? Schrijf het hier op!

_____

_____

_____

Maak kennis met Elizabeth Cook

Zo gaat Elizabeth Cook om met haar lipoedeem.

Hoe voelt het om lipoedeem te hebben?

Fysiek gezien weet ik niet beter. Ik geloof dat ik nog geen pijn voel door mijn lipoedeem. Lipoedeem maakt je raar en onacceptabel dik. Je bent geen mooi dik persoon moet dunne enkels en egale huid, maar afschuwlijk met bobbels, vetrollen, dikke enkels en slappe bovenarmen, zichtbare aderen en andere oneffenheden. Als mensen zeggen hoe mooi ik ben, dan rol ik met mijn ogen. Dat is nog net niet zo belachelijk als mensen die zeggen dat ik helemaal niet dik ben, wanneer ze eigenlijk bedoelen dat ik niet dom, lui, vies of al die andere dingen die zij associëren met dik zijn ben.

Hoe reageerden je familie en vrienden op je diagnose? Hoe steunden ze je?

Er is niet veel wat ze konden zeggen of doen. Er is maar één die oordeelt over mijn dik zijn en dat ben ik zelf. Ze bekritiseren me nooit en ook mijn man bemoeit zich niet met wat ik moet doen om normaal te functioneren in de samenleving.

Hoe behandel je je lipoedeem?

Ik heb geleerd van mijn lichaam te houden en het te accepteren, het te waarderen voor wat het wél kan doen in plaats van het te behandelen als een vijand waartegen ik moet vechten. Ik heb Health At Every Size (HAES) gelezen. Ik beweeg omdat het goed voelt, ik ben lief voor mijn lichaam en voedt het van binnen en van buiten. Ik zoek professionele hulp om me te ondersteunen — een personal trainer, een osteopaat — en koop dingen die ik mooi vind en nodig heb, zoals stijlvolle kleding en make-up van goede kwaliteit. Ik behandel mezelf alsof mijn lichaam perfect is in de ogen van anderen, omdat ik liefde en goedheid verdien. Ik zorg er altijd voor dat ik mezelf respecteer.

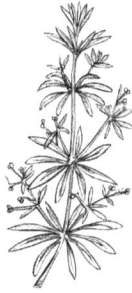

HOOFDSTUK 9

INTUÏTIEF ETEN

Laten we beginnen met een paar woorden over het concept van 'gezond gewicht.' In "The Obesity Myth" zegt auteur Paul Campos het volgende over het veronderstelde risico van overgewicht:

Verloren gewicht weer aankomen zorgt ervoor dat alle voordelen van afvallen verloren gaan en veroorzaakt nieuwe problemen zoals hoge bloeddruk, vergroting van de hartspier en zelfs nierschade ... Longitudinale onderzoeken tonen aan dat bijna alle risico's geassocieerd met obesitas verklaard kunnen worden door schommelingen in het gewicht en dat die risico's bij obese mensen met een stabiel gewicht veel lager zijn.

Hoewel hele dikke en hele dunne mensen eerder dan gemiddeld overlijden, blijkt er een grote spreiding in het BMI [de Body Mass Index] te zijn – van net onder de twintig tot ver in de dertig – waarbij weinig tot geen correlatie tussen gewicht en vroege mortaliteit aangetoond kan worden.

Wauw, wacht eens even. Dat is letterlijk het tegenovergestelde van alles wat ons geleerd wordt over gewicht en gezondheid. Hoe zit het dan met al het onderzoek naar obesitas? Lees meer over de beperkingen van onderzoek naar obesitas op basis van BMI op de website van diëtiste Fiona Willer: https://www.unpackingweightscience.com/.

In het onderzoek "Healthy Lifestyle Habits and Mortality in Overweight and Obese Individuals" werden dossiers van meer dan elfduizend mensen onderzocht met als conclusie dat "een gezonde levensstijl geassocieerd wordt met een significante vermindering van mortaliteit, ongeacht het BMI." De onderdelen van een gezonde levensstijl die werden onderzocht waren "per dag vijf of meer stukken fruit of groente eten, regelmatig sporten, gematigd alcohol drinken en niet roken."[170]

---

[170] Matheson, 2012

Het volledige onderzoek kun je hier nalezen: http://www.jabfm.org/content/25/1/9.full.

Conclusie: het is belangrijk om te erkennen dat, ook al kunnen mensen afvallen door te diëten, de effecten van schommelingen in het gewicht en beperkingen opleggen aan het lichaam schadelijk kan zijn voor de gezondheid. Diëten is op zichzelf dus geen oplossing. Belangrijk is om je los van je gewicht te richten op het accepteren van je lichaam, veerkrachtigheid, je omgeving en zelfzorg.

Wat is Health at Every Size (HAES)?

Het onderzoek "Size Acceptance and Intuitive Eating Improve Health for Obese, Female Chronic Dieters" toonde aan dat "acceptatie van lichamelijke aanmoediging, vermindering van dieetgedrag en verhoogde gewaarwording en reactie op signalen van het lichaam resulteerden in verbeterde gezondheidsrisicovoorspellers voor vrouwen met obesitas en vrouwen die chronisch diëten."[171] Het Health At Every Size behandelplan bestond uit vijf onderdelen: acceptatie,

---

[171] Bacon et al., 2005

eetgedrag, voeding, activiteit en sociale steun en moedigt deelnemers aan om hun lichaam te accepteren, terwijl het dieetmodel juist de nadruk legt op afvallen. De Health at Every Size (HAES) benadering omvat de de volgende punten:

▶ Het accepteren en respecteren van verschillende lichamen en maten;

▶ Erkennen dat gezondheid en welzijn multidimensional zijn en fysieke, sociale, spirituele, beroepsmatige, emotionele en intellectuele aspecten omvat;

▶ Het promoten van eten op een manier die rekening houdt met individuele voedingsbehoeften, honger, verzadigdheid, trek en genot;

▶ Het promoten van een individueel passende, leuke, levensverbeterende fysieke activiteit in plaats van een sport die gericht is op afvallen; en

▶ Alle aspecten van gezondheid en welzijn promoten bij mensen met alle lichaamstypen.[172]

---

[172] Bacon et al., 2005

Het is belangirjk om je te realiseren wanneer je professionnele hulp moet zoeken. Ongeveer 74 procent van de cliënten van Dr. Stutz met lipoedeem hebben een eetstoornis[173] en dat betekent soms dat het voor hen heel erg moeilijk is om online informatie te zoeken over diëten voor mensen met lipoedeem zonder getriggerd te worden. We moeten ervoor zorgen dat mindful en intuïtief eten niet verandert in een nieuw dieet.

Lindsay Stenovec is gecertificeerd diëtiste voor mensen met een eetstoornis. Zij specialiseert in de behandeling hiervan, evenals het lichaamsbeeld en welzijn van moeders en de voeding van kinderen. Ze heeft een privékliniek in San Diego, Californië genaamd Nutrition Instincts, een online gemeenschap voor lichaamspositiviteit en een programma voor jonge moeders met de naam The Nurtured Mama opgericht. Net als veel andere gezondheidsexperts heeft ze gewerkt met cliënten die al lang leden aan lipoedeem, maar hiervoor nooit een diagnose of behandeling hadden gehad.

---

[173] Stutz, 2016

Toen ik haar vroeg om informatie over intuïtief eten, vertelde Stenovec me het volgende:

Het is een benadering van eten en bewegen die de nadruk legt op je innerlijke wijsheid. Uiteindelijk is het doel een punt te bereiken waar het innerlijk (fysiek, emotioneel, cognitief) en het uiterlijk bestaan (familie, omgeving, cultuur) goed op elkaar afgestemd zijn. De oorspronkelijke bedenkers van intuïtief eten, Elyse Resh en Evelyn Tribole, gingen uit van tien principes, zoals stoppen met de dieëtmentaliteit, vreden sluiten met eten, ontdekken van voldoening, respecteren van het lichaam en kiezen voor zachtaardige voeding. In onze dieëtcultuur is het normaal om een morele waarde te hangen aan voedsel, om vast te komen zitten in een cyclus van te weinig en daarna te veel eten en om afvallen te zien als een indicatie van lichamelijke gezondheid of vooruitgang. Helaas kan dit leiden tot ontkoppeling van je eigen lichaam, een slecht lichaamsbeeld en stress – om maar een paar dingen te noemen. Intuïtief eten helpt mensen om het waardeoordeel over eten en eetlust los te laten, hun eetlust te erkennen en voorzichtig voedzaamheid te integreren als een van de onderdelen van eten.

Ongeacht de diagnose of omstandigheden is het belangrijk om de impact van je fysieke, emotionele en cognitieve status op je eetgedrag te begrijpen om zo een gezonde relatie met eten op te bouwen. Ik heb gemerkt dat wanneer ik werk met iemand met diabetes, een eetstoornis of met zwangere moeders, het goed is voor de fysieke en mentale gezondeid om iemand in contact te brengen met zijn of haar intuïtie.

Ik vroeg Stenovic hoe iemand met lipoedeem een voedingsdeskundige kan vinden die begrip heeft voor de vele verschillende lichaamstypen en positief tegenover HAES staat. Daarop raadde ze aan te beginnen met zoeken op de website van de Association for Size Diversity and Health (https://www.sizediversityand-health.org/) of te zoeken naar HAES-podcasts met een goede presentator. "Het benaderen van de presentator of een gast van een podcast kan je leiden naar een voedingsdeskundige bij jou in de buurt met wie zij goede ervaringen hebben."

Stenovec raadt verder ook aan om voedingsdeskundigen te vragen of zij Health at Every Size gebruiken in hun praktijk. HAES is een bekende methode in de voedingswereld en een deskundige die HAES en de principes ervan kent, kan mensen met allerlei verschillende lichaamstypen bijstaan. Je kunt bijvoorbeeld vragen stellen over de rol die gewicht speelt in hun beroep en in het werken met clienten of wat hun mening is over lichaamsdiversiteit en zwaardere mensen die niet af willen vallen.

Stenovec raadt ook aan om met een therapeut te werken aan problemen in je relatie met voedsel en om een team van behandelaren samen te stellen voor steun op verschillende gebieden:

> Het vinden van een gewichtsvriendelijke personal trainer of fysiotherapeut kan goed helpen bij het herstellen van de relatie tussen bewegen en je lichaam. Daarnaast kunnen gewichtsvriendelijke alternatieve zorgleveranciers een fantastische toevoeging zijn aan een ondersteunend team. Hoewel het moeilijk kan zijn iemand te vinden die de HAES-principes volgt, kun je vaak wel vragen aan de zorgleverancier om geen respectloze of onderdrukkende discussies over gewicht te voeren. De zorgleverancier zou dit verzoek moeten

inwilligen en idealiter vragen moeten stellen om je beter te begrijpen![174]

Adviseurs Maria Paredes en Melissa Carmona hebben een geweldige lijst van hulpmiddelen samengesteld in hun artikel "Diversity Is A Good Thing: 80+ Eating Disorder & Body Image Providers & Activists". Je kunt de lijst hier doornemen: https://www.three-birdscounseling.com/single-post/2018/03/18/Diversity-Is-A-Good-Thing-80-Eating-Disorder-Body-Image-Providers-Activists.

Gloria Lucas richtte Nalgona Positivity Pride op als hulpmiddel voor inheemse en gekleurde mensen met een eetstoornis of problemen met hun lichaamsbeeld. Lees er hier meer over: https://www.nalgonapositivity-pride.com.

Ragen Chastain schrijft in deze blogpost over verschillende manieren waarop je kunt omgaan met de 'voedselpolitie,' mensen die commentaar hebben op

---

[174] Veel dank aan Lindsay Stenovec, die ondanks haar zwangerschapsverlof deze informative met ons wilde delen!

iemands eetkeuzes: https://danceswithfat.wordpress. com/2018/05/28/all-the-bbq-none-of-the-fat-shaming/.

Het UCSD Center for Mindfulness heeft een mindful eetschema samengesteld. Je kunt er hier meer over lezen: https://health.ucsd.edu/specialties/mindfulness/ programs/eating/Pages/default.aspx.

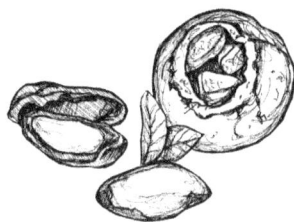

HOOFDSTUK 10

HUIDVERZORGING EN -BESCHERMING

Ik leerde over het belang van huidverzorging tijdens mijn training tot gecertficeerd lymfoedeemtherapeut. Huidverzorging is erg belangrijk voor mensen met lymfoedeem, omdat hun lymfatische systeem aangetast is en een klein wondje sneller geïnfecteerd kan raken. Daarnaast zijn de huid en fascia van lipoedeempatienten minder elastisch in de geaffecteerde gebieden. Andere potentieel gevaarlijke veranderingen in de huid zijn onder andere "droogheid, schimmelinfecties, cellulitis en trage wondgenezing."[175]

Hoe zit het precies met huidverzorging?

Williams en MacEwan stellen dat "huidverzoring en -bescherming het dagelijks wassen van de huid,

---

[175] Herbst, 2012

gebruiken van verzachtende middelen, vermijden van allergenen en voorkomen of behandelen van schade aan de huid, zoals schaafwonden, schimmelinfecties, blaren, brandwonden, insectenbeten of blauwe plekken omvat."[176]

Waar moeten we voor oppassen? Williams en MacEwan concluderen dat "vooral huidplooien rood kunnen worden en ontstoken kunnen raken en dat sommige mensen persoonlijke verzorging ongemakkelijk vinden wanneer hun mobiliteit beperkt is. Antibacteriële, antischimmel- en andere huid- en wondverzorgingsproducten kunnen nodig zijn."[177]

Wees voorzichtig!

Bij mensen met lipoedeem kan zelfs lichte druk matige tot extreme pijn veroorzaken. Het is dus is belangrijk om voorzichtig te zijn blij bloedprikken, injecties en het opmeten van de bloeddruk. Wanneer een bloeddrukmanchet pijn veroorzaakt door lipoedeem aan de armen, kan dit de gemeten bloeddruk verhogen.

---

[176] Williams & MacEwan, 2016

[177] Williams & MacEwan, 2016

Daarnaast is de bloeddruk vaak al hoger doordat die gemeten wordt nadat mensen worden gewogen, wat erg stressvol kan zijn voor patiënten met lipoedeem.

Vraag om een handmatige bloeddrukmeting in plaats van een automatische.

Hoe kunnen we onze huid helpen?

Het beste dat mensen met lipoedeem kunnen doen, is hun huid schoon en vochtig houden. Maar welke andere opties zijn er?

Zoek professionele medische hulp als je een open wond hebt die niet normaal geneest of als je denkt dat je misschien lymforroe hebt. Dit is het geval wanneer lymfatische vleoistof uit de huid lekt en kan voorkomen bij mensen met lymfoedeem. De heldere vloeistof lijkt misschien onschuldig, maar is bijtend en kan een wond veroorzaken bij langer contact met de huid. Zoek alsjeblieft medische hulp en vermijd het gebruik van lotions met wax.

Huidplooien kunnen ook gaan zweten! Probeer InterDry vochtopnemende stof met antimicrobieel zilver of een gelijksoortig product om vochtigheid en het risico op ontsteking te verminderen.

Naast gewone droge huid kunnen mensen met lipoedeem en lymfoedeem last krijgen van hyperkeratose. Lees de zeer informatieve consensus van Wounds UK over de behandeling van hyperkeratose op de benen hier: http://lohmann-rauscher.co.uk/downloads/Consensus-on-Hyperkeratosis-of-the-Lower-Limb-1478245071.pdf.

De huid borstelen kan een middel zijn om de lymfatische drainage extra te bevorderen.[178] Borstelen exfolieert de huid op een milde manier en veel mensen merken dat het een positief effect heeft op hoe hun huid eruitziet en aanvoelt. In Hoofdstuk 6 vertel ik uitgebreider over het borstelen van de huid.

Het is bewezen dat schokgolftherapie de "biomechanische eigenschappen van de huid verbetert en de dermis en hypodermis gladder maakt."[179]

---

[178] Williams & MacEwan, 2016

[179] Siems et al., 2005

Lymfatische drainage is belangrijk voor de gezond-heid van de huid als de lymfevloeistof niet goed doorstroomt. Ehrlich et al. stellen dat "als lymfoedeem progresseert naar latere stadia, stilstaande weefsel-vloeistof (lymfestase) abnormale verbindweefseling (fibrose) en vetophoping in de weefsels veroorzaakt, resulterend in hard weefsel dat niet indeukt wanneer erop wordt gedrukt (non-pitting oedeem).[180] Deze progressieve weefselverandering is de reden dat regelmatige lymfatische drainage belangrijk is voor de behandeling van lipoedeem, zelfs als het de hoe-veelheid lipoedeemvet op de benen of armen niet vermindert.

Geniet van je huidverzorging!

In haar post "Spa day = My legs day," deelt Marta van de Nutrition vs. Lipoedema blog haar favoriete huid-verzorgingrecepten, waaronder een beenscrub van kokosolie, avocado, Himalyazout en grapefruitsap en een voetscrub van kokosolie, koffiedik, kardemom en kaneel. Ben je benieuwd naar haar recepten? Je leest ze hier terug: http://nvlblog.com/en/2018/02/17/

---

[180] Ehrlich et al., 2016

spa-day-my-legs-day/. Op Instagram kun je haar vinden onder @nutritionvslipoedema.

Zo bescherm ik mijn huid:

_____

_____

_____

Maak kennis met Amy Victoria Fretwell

Zo gaat Amy Victoria Fretwell om met haar lipoedeem:

Hoe voelt het om lipoedeem te hebben?

Lipoedeem voelt als een last die je iedere dag mee moet dragen. Niet alleen fysiek, maar ook mentaal. Ik vraag vaak aan mensen of ze dagelijks aan hun armen of benen denken en of ze merken hoe die aanvoelen. Het antwoord is altijd nee. Ze zijn zich niet bewust van hun ledematen. Op zich is dat begrijpelijk. Maar mensen met lipoedeem, waaronder ikzelf, zijn zich iedere dag bewust van hun ledematen door het gewicht, de last, en de pijn die wij ervaren. Fysiek gezien voel ik zwaarte, tintelingen en kloppende pijn bij zwellingen, vooral in mijn benen en in mindere mate ook in mijn armen.

Mentaal heb ik last van het idee dat mijn benen altijd groter zullen worden, dat ik niet weet hoe de toekomst eruitziet wat betreft mijn gezondheid en mobiliteit en dat ik niet weet hoe lipoedeem me zal beïnvloeden in de menopauze.

Hoe reageerden je vrienden en familie op je diagnose? Hoe steunen ze je?

Ik heb geluk gehad. Mijn vrienden en familie zijn geweldig. Het was voor ons allemaal een enorme opluchting toen ik eindelijk een diagnose had gekregen en te weten dat ik niet gek was geworden. Mijn ouders hebben me altijd gesteund, ook al hielden zij altijd vol dat ik perfect was en dat er niets mis met me was. Zo hoort het. Ik krijg steun van mijn partner en al mijn vrienden. Lipoedeem is een onderwerp waar we vaak over spreken. Ze weten er ook allemaal veel over.

Hoe behandel je je lipoedeem?

Ik behandel mijn lipoedeem met de FasciaBlaster, dagelijks borstelen en masseren en met Thumper-massageapparaat. Geen van deze behandelingen hebben de vetafzettingen laten verdwijnen, maar helpen alsnog de pijn en zwelling te verminderen. De Thumper is mijn favoriet. Het is gemakkelijk te gebruiken en zorgt voor de meeste pijnverlichting en ontspanning in mijn benen. De FasciaBlaster zorgt ervoor dat mijn benen gladder en lichter aanvoelen. Borstelen heeft geen merkbaar lichamelijk effect voor mij, maar ik geloof dat het op de lange termijn fantas-tisch is voor het lymfesysteem.

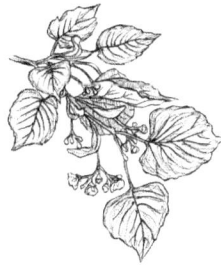

HOOFDSTUK 11

WERKEN MET LIPOEDEEM

Voor veel mensen is lipoedeem een chronische ziekte die impact heeft op elk aspect van hun leven. Ik heb verschillende mensen met lipoedeem gevraagd om tips te delen over hoe zij een succesvolle carrière hebben opgebouwd ondanks hun lipoedeem. Daarbij heb ik me voornamelijk gericht op de aanpassingen die zij hebben gemaakt om werken in een kantoor of thuis mogelijk te maken.

Voordat we het gaan hebben over de verschillende behandelingen, wil ik je verzoeken eerst de volgende vragen te beantwoorden.

Welke symptomen als gevolg van je lipoedeem staan je in de weg bij het hebben van een carrière?

_____

_____

_____

Wat zou je zeggen tegen een vriend(in) als hij of zij dezelfde problemen had?

_____

_____

_____

Hebben andere mensen met lipoedeem dezelfde problemen?

_____

_____

_____

Hoe heeft lipoedeem je werk beïnvloedt? Hoe daagt het je uit en hoe maakt het je sterker?

_____

_____

_____

Wie ben jij als professional? Welke werkervaring heb je, op welke prestaties ben je het meest trots?

_____

_____

_____

Hoe bouw je een carrière op terwijl je last hebt van gezondheidsproblemen?

_____

_____

_____

Aanpassingen aan de werkomgeving voor het verbeteren van de lymfatische doorstroom

Zou je werkruimte comfortabeler zijn met een ergonomische bureaustoel?

Veel mensen met lipoedeem merken dat een krukje onder hun bureau om hun benen op te leggen helpt bij het verminderen van de zwelling in hun benen.

Een in hoogte verstelbaar bureau geeft je de mogelijkheid om zittend of staand te werken.

Andere opties zijn bijvoorbeeld een zitfiets of een beensteun van HOVR onder je bureau.

Wat dacht je trouwens van yoga aan je bureau? Probeer deze asanas van Try Yoga with Adriene hier eens: https://youtu.be/tAUf7aajBWE.

Andere ideeën om je werkruimte comfortabeler te maken

Ragen Chastain heeft een aantal tips opgeschreven voor het omgaan met collega's die die dikke mensen veroordelen: https://danceswithfat.wordpress.com/2018/04/15/dealing-with-a-fatphobic-coworker/.

Gloria Lucas, de oprichter van Nalgona Positivity Pride, verkoopt een een grote "Body Positive Zone" poster die je kan ophangen in je kantoor: https://www.etsy.com/shop/NalgonaPositiveShop.

Forenzen met lipoedeem

Dit zijn een aantal van de tips die ik heb geleerd van mensen met lipoedeem die moeilijk in of uit een auto konden stappen:

▶ Ga achterwaarts de auto in. Voor sommige mensen is het makkelijker om zich om te draaien, de knieën te buigen en dan achterwaarts plaats te nemen op de autostoel.

▶ Pak je broekspijn vast onder je knie en til je been de auto in.

▶ Als je met een stok loopt, gebruik deze als haak om je been mee op te tillen.

▶ Gebruik een tilband voor je been. Deze kun je online bestellen.

▶ Zet een opstapje neer tussen de auto en de open deur. Ga eerst op het opstapje staan en ga dan in de auto zitten.

▶ De HandyBar is een apparaat dat in het autoslot past en je kan helpen bij het in- en uitstappen.

▶ Als noodoplossing kun je het hengsel van je tas om je voet haken om je been de auto in te trekken.

Reizen met lipoedeem: advies voor vliegen

Verschillende luchtvaartmaatschappijen hebben verschillende regels voor het ontvangen (of juis NIET ontvangen) van dikkere klanten. Sarah Thompson vertelt dat "je om een stoelriemverlenger kan vragen wanneer je het vliegtuig instapt of zodra je in je stoel zit. Je kunt je eigen stoelriemverlenger meenemen, maar soms mag je die van de luchtvaartmaatschappij niet gebruiken. Je kunt een stoelriemverlenger kopen op Amazon. Ze zijn tevens bescikbaar voor auto's, busjes en vrachtwagens." Lees het gehele interview met Sarah Thompson op de website LipedemaTreatmentGuide.com.

Veel luchtvaartmaatschappijen hebben de regels voor hun passagiers online gepubliceerd. Hier vind je er een paar:

- ▶ Southwest: https://www.southwest.com/html/customer-service/extra-seat
- ▶ Alaska Air: https://www.alaskaair.com/content/travel-info/policies/seating-customers-of-size

- ▶ United: https://www.united.com/ual/en/us/fly/travel/special-needs/extra-seating.html

- ▶ American Airlines: https://www.aa.com/i18n/travel-info/special-assistance/special-assistance.jsp

- ▶ Delta: https://www.delta.com/content/www/en_US/traveling-with-us/special-travel-needs/require-extra-seat-space.html

Meer hulpmiddelen voor in het vliegtuig

Voor meer tips van Sarah Thompson over vliegen met lipoedeem, lees https://www.resilientfatgoddess.com/blog/flyingwhilefat.

Tips van Jes Baker: https://www.ravishly.com/2015/09/17/tips-flying-while-fat

- ▶ Draag je steunkousen en -kleding tijdens het vliegen; sommige mensen dragen zelfs een extra laag.

- ▶ Loop af en toe een stukje door het gangpad.

▶ Drink veel water. Zo blijf je gehydrateerd en dwing je jezelf om op te staan en te lopen wanneer je naar het toilet moet gaan.

▶ Probeer vliegtuigyoga! Bekijk hier de video van Yoga with Adriene over yoga in het vliegtuig: https://youtu.be/OHTcr7F1QiY

Susan DeCristofaro, chirurg en oncologisch verpleegkundige aan het Dana-Farber Cancer Institute laat ons een aantal eenvoudige Lebed-oefeningen zien die kunnen helpen bij het verminderen van lymfoedeemzwellingen. Sommige hiervan kun je ook zittend doen in het vliegtuig. Het kan ook handig zijn om een weerstandsband mee te nemen voor armoefeningen. Bekijk de video hier: https://youtu.be/dFg4CxiSrG4.

Twee goede manieren om te zorgen dat de lymfevloeistof ook op vakantie blijft stromen, zijn het borstelen van de huid en zwemmen.. In deze blogpost van Fat Girl Flow staat veel informatie over plus-size badkledingmerken met zowel prijzen als maten erbij! https://www.fatgirlflow.com/where-to-find-plus-size-swimwear/.

Sommige mensen kiezen voor een lymfatische drai-nage-massage voor en na een vlucht, vooral als de vlucht langer duurt. Hoe kun je een gecertifi-ceerd lymfoedeemtherapeut vinden op vakantie? Lipedema Provider Directory is een goede bron van informatie: http://lipedemaproject.org/lipedema-lipoe-dema-lipodem-provider-directory/.

De stad in met lipoedeem

Ik heb gedoneerd aan de Kickstarter-campagne van een hele goede app. AllGo is ontworpen als hulpmid-del voor iedereen met een groter lichaam. Gebruikers kunnen reviews achterlaten over openbare ruimten, winkels, restaurants en nog veel meer plekken. Het doel is om informatie te verzamelen over toegankelijk-heid, zodat we van tevoren een keuze kunnen maken waar we heen gaan in plaats van er later achter te komen dat er geen ruimte voor ons is. Lees meer over AllGo op https://www.canweallgo.com.

Een andere optie is Ample App. Je kunt die app hier downloaden: https://www.isitample.com.

Maak kennis met Fadalia Gray

Zo gaat Fadalia Gray om met haar lipoedeem.

Hoe voelt het om lipoedeem te hebben?

Lipoedeem brengt veel schaamte met zich mee voor mij. Niet alleen heb ik een fysieke afwijking aan zeventig procent van mijn lichaam, ik voel me in de steek gelaten door de gezondheidszorg en word veroordeeld omdat ik hulp zoek.

Als vrouw met lipoedeem word je gezien als lui en dik, als iemand die slecht eet en niet in staat is voor zichzelf te zorgen. Niets hiervan is waar, maar dat is hoe ik er door mijn ziekte uitzie en waarom ik door de wereld word veroordeeld. Lipoedeem zorgt ervoor dat ik me waardeloos voel, omdat ik geen gezond en actief leven kan nastreven.

Ik voel me een ongewilde loser, omdat ik geen onderdeel kan zijn van de gezondheids - en fitnessgemeenschappen waar ik me emotioneel en intellectueel verbonden mee voel. Dankzij mijn lipoedeem voel ik me alleen, omdat ik houd van een strikte en gefocuste gezonde levensstijl, maar er niet zo uitzie. Mijn gezelschap is ongewenst bij andere mensen die leven zoals ik, omdat ze me afwijzen op grond van mijn afwijking en de impact die dat heeft op mijn vermogen om deel te nemen aan activiteiten die ik leuk vind.

Door lipoedeem voel ik me een obese faler. Ik voel me gevangen in een lichaam dat opblaast van binnenuit en me verdrinkt in oneindige pijn. Het hebben van lipoedeem zorgt ervoor dat ik mijn leven wil beëindigen, omdat ik in de toekomst alleen maar meer en meer misvormd zal worden en uiteindelijk helemaal niet meer gelukkig zal zijn.

Hoe reageerden je familie en vrienden op je diagnose? Hoe steunden ze je?

Mijn familie en vrienden hadden over het algemeen moeite met het begrijpen van mijn diagnose. Mijn moeder en zus hebben echter allebei stadium 1 lipoedeem en hebben dan ook begrip voor de emotionele last ervan. Mijn zus is bijna overleden aan anorexia en mijn moeder heeft een trauma, omdat haar vroeger altijd verteld werd dat ze mooi zou zijn als ze niet zulke dikke benen had.

Mijn fysieke pijn begrijpen ze minder goed, omdat ze de progressiee nog niet hebben meegemaakt. Ze hebben geen steunkousen nodig en begrijpen niet hoe het voelt om die iedere dag te moeten dragen. De meeste van mijn vrienden zijn geweldig; ze begrijpen dat ik sommige dingen niet kan en hebben me nooit belachelijk gemaakt.

Mijn eerste verloofde wilde me helpen met mijn operaties. Hij was in dat opzicht erg ondersteunend en niet bang voor de financiële lasten ervan. De man waar ik uiteindelijk mee ben getrouwd, is even gemotiveerd om me te helpen en klaagt nooit over mijn gezondheid.

Ik heb een aantal gezonde, actieve vrienden die simpelweg niet begrijpen hoe het voelt om te moeten leven met een ziekte, maar dit doet mij geen pijn meer. Ik ben alleen minder close met hen dan met de mensen die me begrijpen en geen dingen van me verlangen die ik niet kan.

Hoe behandel je je lipoedeem?

Mijn pijn is enorm verlicht door CBD-olie, net als mijn neuralgie. Het is alleen te duur om te blijven gebruiken. Ik draag iedere dag volledige 40/50 steunkousen. Ik draag nu ook compressiekleding voor mijn armen. Ik heb twee operaties gehad aan mijn benen en verwacht er nog drie nodig te hebben.

Omdat onze ziekte erger wordt wanneer we de gezondheid van onze benen niet in stand kunnen houden, ben ik terug naar school gegaan om een beroep te leren dat ik ondanks mijn handicap kan doen. We kunnen niet de hele dag zitten of staan. We moeten kunnen bewegen en moeten af en toe onze benen ook omhoog kunnen doen. Als ik niet de academische capaciteit had gehad om dit te doen, zou ik uiteindelijk sociale hulp nodig hebben gehad of moeten blijven doorwerken tot ik in een rolstoel was beland en veel zorg van de overheid nodig gehad zou hebben. Operaties zijn het enige wat dat kan voorkomen.

Ik zwem wanneer ik kan en verhoog het voeteneinde van mijn bed in de zomer, wanneer mijn benen erg gezwollen zijn. Ik heb problemen gehad met alcohol- en opiumverslaving om mijn pijn onder controle te houden, maar CBD kan dat voorkomen - als ik het kan betalen. Ik ben aan het oefenen met handmatige lymfatische drainage en gebruik cupping en koude hydrotherapie om aan mijn fysieke benodigdheden te voldoen.

Ik prober yoga te doen en heb een paar Kangoo-schoenen gekocht. Ze lijken vreemd, maar het stuiteren is heel goed voor het lymfatische systeem en ontlast de beschadigde gewrichten. Zwemmen is het best, maar is duur en moeilijk in te plannen in mijn schema omdat ik naar een openbaar zwembad moet. Vroeger deed ik aan rotsklimmen, maar daar is mijn lichaam nu te gevoelig voor.

DEEL 3

CHIRURGISCHE INTERVENTIES VOOR LIPOEDEEM

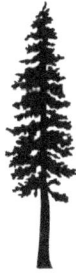

HOOFDSTUK 12

LIPOSUCTIE VOOR LIPOEDEEM

Liposuctie is een chirurgische behandeling om de symptomen van lipoedeem te verminderen. Op de website van de Fat Disorders Resource Society staat dat "liposuctie nodig kan zijn als je veel pijn hebt, minder mobiel bent of moeilijk kan lopen of last hebt van gewrichten, bijvoorbeeld je knie."[181] Anders dan veel mensen denken, is het doel van liposuctie bij lipoedeem niet alleen het bereiken van cosmetische resultaten of gewichtsverlies. Volgens "Specialist approaches to managing lipoedema" van Amy Fetzer zeggen patiënten die liposuctie ondergaan dat "pijn, oedeem, bewegingsvrijheid, uiterlijk en kwaliteit van leven significant verbeteren" en dat zij tegelijkertijd ondertussen "minder last van hematomen geassocieerd met

---

[181] Liposuction, z.d.

lipoedeem hebben." Daarbij wordt de kanttekening gemaakt dat "tumescente liposuctie niet curatief is … en dat een gezonde levensstijl ook na de operatie volgehouden moet worden."[182]

Ik zal informatie delen over wat je kunt doen voor je operatie, op de dag van je operatie en na je operatie. Dit hoofdstuk is kort, omdat het vooral belangrijk is om de instructies van de plastisch chirurg precies op te volgen. Een ding om te onthouden: liposuctie geneest niet de onderliggende veneuze of lymfatische aandoening. Een deel van de mensen met lipoedeem zal dan ook nog steeds conservatieve behandelingen nodig hebben, ook na de operaties. Het grootste nadeel van een operatie als behandeling voor lipoedeem is dat veel zorgverzekeraars de procedure niet vergoeden. Om meer te leren over operaties voor lipoedeem, kun je beginnen met het bekijken naar de YouTube-video van Dr. Herbst's presentatie "Should I Get Surgery?" op de Fat Disorders Resource Society (FDRS) Conference van 2016: https://youtu.be/SKrteVQcDp0.

---

[182] Fetzer, 2016

Voorafgaand aan de operatie

Een verwijsbrief voor een operatie krijgen

Als een behandeling niet automatisch verged wordt, vraagt de zorgverzekeraar meestal om een verwijsbrief van een arts waarin staat dat de ingreep medisch noodzakelijk is. Dr. Herbst gaf in 2016 op de FDRS-conferentie een goede presentatie waarin hij de belangrijke onderdelen benoemt die in een dergelijke brief moeten staan, waaronder:

▶ Het beloop van je lipoedeem vanaf je jeugd tot nu – hoe is de aandoening veranderd of verergerd?

▶ Welke problemen veroorzaakt je lipoedeem? Heeft het invloed op je dagelijkse bezigheden?

▶ Komt lipoedeem voor in je familie? Wie heeft er nog meer lipoedeem en heeft een operatie bij hen effect gehad?

▶ Een overzicht van alle behandelingen die je hebt geprobeerd voor je lipoedeem en of deze wel of niet succesvol waren

▶ Informatie over biopten, weefselmonsters of beeldvorming die uitgevoerd is en wat de uitkomsten hiervan waren.[183]

Faceboo-groepen voor mensen met lipoedeem kunnen een goed hulpmiddel zijn voor het samenstellen van een informatiepakket dat je aan je zorgverzekeraar kunt geven. De Lipedema Sisters USA Facebookgroep biedt gratis een set bestanden aan die hierbij van pas kunnen komen.

Vragen voor plastisch chirurgen

Allereerst: waar vind je een plastisch chirurg die lipoedeemvet kan verwijderen door middel van liposuctie? Een goede bron om chirurgen en andere medische professionals te vinden met verstand van lipoedeem is de Lipedema Provider Directory van het Lipedema Project. Je kan deze gids online raadplegen op http://lipedemaproject.org/lipedema-lipoedema-lipodem-provider-directory.

---

[183] Herbst, 2016

De Fat Disorders Resource Society heeft een lijst van vragen die je kan stellen aan een plastisch chirurg voorafgaand aan je besluit om wel of geen ingreep te ondergaan, waaronder:

► Wat is jouw definitie van een geslaagde ingreep? Minder pijn, cosmetische resultaten of het vertragen van de ziekteprogressie?

► Test je mijn lymfatische functie voor de operatie?

► Hoe verschilt liposuctie voor lipoedeem van normale liposuctie?"[184]

De volledige vragenlijst vind je hier: https://www.fatdisorders.org/liposuction.

Welk type operatie en hoeveel operaties zal je nodig hebben? Sommige patiënten hebben meerdere procedures nodig over de strekking van een aantal weken of maanden. Anderen hebben een resectie nodig, waarbij "grote afzettingen van lipoedeemvet, gezwellen en mogelijk ook de omringende

---

[184] Liposuction, z.d.

huid worden weggesneden." Deze operatie kan de levenskwaliteit en mobiliteit verbeteren omdat "groei van deze gezwellen ervoor kan zorgen dat de knieën naar buiten draaien (o-benen) of naar de zijkant van de benen verschuiven (ptosis) en, in ernstige gevallen, ervoor kan zorgen dat iemand niet meer kan lopen, wat een dramatische impact heeft op het leven van de patiënt."[185]

Mijn vragen voor plastische chirurgen:

_____

_____

_____

Ben ik te oud voor een operatie?

Of je een geschikte kandidaat bent voor een operatie is een vraag die niet alleen beantwoord kan worden door een plastisch chirurg. Er is echter een onderzoek dat hoop biedt voor mensen die denken dat ze misschien te oud zijn! Het Duitse onderzoek "Treatment of elderly patients with advanced lipedema: a combination of

---

[185] Lontok et al., 2017

laser-assisted liposuction, medial thigh lift, and lower partial abdominoplasty" keek naar operaties die waren uitgevoerd op "drie vrouwen van 55 tot 77 jaar met vergevorderd lipoedeem aan de benen en meerdere comorbiditeiten." Het resultaat? Volgens de chirurgen waren er "geen ernstige nadelige effecten" en was "de tevredenheid van de patiënten groot."[186]

Heb je genoeg gegeten voorafgaand aan een operatie?

Genoeg voedingsstoffen in je lichaam hebben is cruciaal, vooral voorafgaand en na een operatie. In het onderzoek "Low albumin levels, more than morbid obesity, are associated with complications after TKA" vonden Nelson et al. dat een lage albumineconcentratie in het bloed als gevolg van ondervoeding resulteerde in gevaarlijke complicaties na plaatsing van een knieprothese.[187] Voordat je een liposuctie of andere operatie ondergaat, is het belangrijk om adequate voeding te bespreken met je chirurg. Het onderzoek "The Impact of Pre-Operative Weight Loss

---

[186] Wollina et al., 2014

[187] Nelson et al., 2015

on Incidence of Surgical Site Infection and Readmission Rates After Total Joint Arthroplasty" toonde aan dat afvallen niet leidde tot een verminderd risico op infecties en heropnames na na gewitchsatroplastiek.[188]

Op de dag van de operatie

Het is cruciaal dat je de instructies van de chirurg opvolgt als voorbereiding op je operatie. Wellicht moet je de inname van een aantal supplementenbeperken. Iets wat je chirurg misschien niet in detail zal vertellen, is wat je zoal moet meenemen naar het ziekenhuis en wat je in huis moet hebben wanneer je wordt ontslagen. Mijn inpaklijst voor na operatie:

- ▶ Loszittende, makkelijke kleding

- ▶ Hou je van essentiële olie houdt, haal dan je favoriete lavendelolie, rozenolie, sinaasappel- of citroenolie, geraniumolie of wierookolie en een vernevelaar in huis

- ▶ Laxeermiddel (indien de arts dit adviseert)

---

[188] Inacio et al., 2013

- ▶ Maandverband

- ▶ Inlegkruisjes/verbanden

- ▶ Babydoekjes

- ▶ Slippers of instappers

- ▶ Voetenbankje

- ▶ EHBO-kit en pleisters die de chirurg heeft gebruikt

- ▶ Grote handspiegel

- ▶ Plastic matrasbeschermer (maakt opstaan uit bed makellijker)

- ▶ Strijkplank om te gebruiken als tafel, mocht je niet kunnen bukken

- ▶ Zorg dat je veel makkelijk klaar te maken eten in huis hebt. Een patiënt die een buikwand-correctie had ondergaan liet me Amazon Fresh zien, waar je online boodschappen kunt bestellen. Een goede optie wanneer je niet in staat bent om naar de supermarkt te gaan.

Mijn checklist voor na de operatie:

_____

_____

_____

_____

_____

_____

_____

_____

_____

_____

Gaat er iemand met je mee naar de operatie? Dr. Herbst heeft een aantal tips over hoe je een goede 'twee-de' kunt zijn bij liposuctie voor lipoedeem: http://www. lipomadoc.org/uploads/5/0/4/8/5048532/being_a_ second_in_dr_stutz_surgery.pdf.

Na de operatie

Bewegen is belangrijk na liposuctie

Ik heb van verschillende mensen gehoord dat ze aan-kwamen bij hun buik (visceraal vet) na liposuctie van hun benen. In het onderzoek "Liposuction induces a compensatory increase of visceral fat which is effectively counteracted by physical activity: a randomized trial" toonden Benatti et al. aan dat "sporten de door liposuctie geïnduceerde toename van visceraal vet bij vrouwen op gezond gewicht kan tegengaan" en dat "trainen een beschermend effect heeft door de compensatoire toename van visceraal vet na liposuctie tegen te gaan."[189]

Deelnemers aan het onderzoek begonnen twee maanden na hun operatie met sporten en werden gedurende vier maanden gevolgd. Trainingen bestonden uit een warming-up van vijf minuten, "gevolgd door krachtraining [acht oefeningen voor de grote spiergroepen; één (tijdens de eerste week als overbrugging) tot drie sets van acht tot twaalf herhalingen per oefening; 30 minuten/sessie] en aerobische training op een loopband [30-40 minuten/sessie] met een intensiteit die overeenkomt met de respiratoire compensatiedrempel [ongeveer 75% van de maximale

---

[189] Benatti et al., 2012

zuurstofopname (VO2 max)] gemonitord met een hart-slagmonitor." Het dieet werd niet aangepast.[190]

De studie bevatte geen deelnemers met de diagnose lipoedeem, maar ik kan me voorstellen dat het advies waarschijnlijk gelijk zou zijn bij liposuctie van lipoe-deemvet. Vraag dit voor de zekerheid aan je plastisch chirurg.

Een operatie geneest lipoedeem niet. Caroline Sprott deelt haar ervaringen na haar operatie hier: https://www.lipoedemmode.de/lipoedem-angst/.

Hoe kan ik zwelling na een operatie verminderen?

Als je na het opvolgen van de instructies van je arts nog steeds last hebt van zwelling na de operatie, raad ik je aan om handmatige lymfatische draina-ge-massage te proberen. Zwelling wordt door het lichaam verwijderd via het lymfatische systeem, dus lymfatische massage zal je lichaam helpen bij dit proces. Als je gedurende je herstelperiode niet thuis verblijft, laat het dit dan weten zodat ik je kan

---

[190] Benatti et al., 2012; haakjes zoals in de originele tekst

helpen met het vinden van een gecertificeerde lymfoedeemtherapeut bij jou in de buurt. Je kan ook de Lipedema Project's Lipedema Provider Directory gebruiken om een lokale therapeut te vinden. Deze is online te bekijken op http://lipedemaproject.org/lipedema-lipoedema-lipodem-provider-directory/.

Maak kennis met Erika Martin

Zo gaat Erika Martin om met haar lipoedeem.

Hoe voelt het om lipoedeem te hebben?

Voor mij voelt lipoedeem alsof ik gewichten aan mijn armen en benen heb hangen. Ze veranderen van grootte en gewicht door zwelling en doen pijn. Aan het einde van de dag is het weefsel gevoelig en 's nachts voel ik een doffe pijn in mijn onderbenen, met name in mijn enkels.

Ik was altijd actief als kind en tiener en deed actief aan sport. Op de middelbare school was ik atleet van het jaar, speelde ik tennis op staatsniveau en begon ik met duurlopen. Mijn lichaam begon te veranderden.

Tijdens mijn tiener- en twintigerjaren werden mijn benen groter, zwaarder en dikker, ondanks dat ik bleef hardlopen – gemiddeld 40 kilometer per week en regelmatig halve marathons. Mijn benen waren zo anders dan die van andere hardlopers. Ik was op alle andere plekken slank, had zichtbare buikspieren, maar pijnlijke dikke benen.

Nadat een nicht van me vertelde dat ze de diagnose lipoedeem had gekregen en suggereerde dat ik dat misschien ook wel had, begon ik met het doen van onderzoek. Ik herkende mezelf precies in de symptomen!

Hoe reageerden je familie en vrienden op je diagnose? Hoe steunden ze je?

Toen ik mijn familie vertelde dat ik lipoedeem had, waren ze enorm opgelucht. Ze begrepen, net als ik, niet waarom hun sportieve dochter zo'n vreemde lichaamsbouw had. Ze wisten allemaal wat een toegewijde sporter ik was. Ik vroeg als tiener om een loopband voor Kerst en gebruikte die ijverig tijdens iedere winter, wanneer het buiten te koud was om te hardlopen.

Iedereen in mijn familie heeft zelf onderzoek gedaan en mijn moeder vergezelde me toen ik voor het eerst werd geopereerd. Mijn man is fantastisch en heeft me geholpen met het betalen van de operatie. Hij vond het niet erg om dat voorrang te geven boven het kopen van ons eerste huis. Dit willen we overigens nog steeds doen wanneer het beter met me gaat.

Hoe behandel je je lipoedeem?

Ik onderhoud mijn lipoedeem door bijna iedere dag te sporten. Daarbij draag ik dan steunkousen. 's Avonds gebruik ik een compressiepomp voor mijn benen en ik probeer wekelijks een manuele lymfatische drainage-massage te nemen. Verder neem ik selenium en muisdoorn als supplement.

Ik heb kortgeleden twee operaties gehad om mijn lipoedeem te verwijderen. Ik ben zo blij met het resultaat. Ik heb sindsdien geen pijn in mijn enkels gehad en mijn benen voelen licht en vrij van het zware, klotsende gewicht.

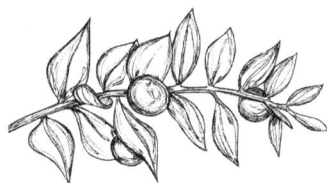

HOOFDSTUK 13

NERVEUS VOOR DE OPERATIE?

Ik heb bijna tien jaar geleden reconstructieve chirurgie gehad na een ski-ongeluk en voelde me compleet op mijn gemak omdat ik intuïtief positief dacht over mijn herstel. In 2016 daarentegen onderging ik een operatie om huidkanker van mijn gezicht te verwijderen. Deze verliep minder goed, omdat ik op YouTube filmpjes had bekeken over operaties die niet waren geslaagd in plaats van me te richten op positief denken.

Wanneer ik een traumatische ervaring heb overwonnen, probeer ik een manier te vinden om anderen hiermee te helpen. Na mijn operatie en herstel zocht ik naar antwoorden die ik vóór mijn operatie niet had gevonden — hoe kun je angst voor een operatie verminderen en gefocust blijven op je herstel?

Gelukkig vond ik in 2017 Peggy Huddleston's boek "Prepare for Surgery, Heal Faster." Huddleston's methode, waarbij je focust op positieve gedachten voor een operatie, heeft patiënten geholpen hun stresslevels voor een operatie te verminderen, gezorgd dat ze minder pijnmedicatie nodig hadden en dat ze sneller herstelden. De kracht van focussen op persoonlijke positieve gedachten is gedocumenteerd in onderzoeken in de Lahey Clinic (Tufts University Medical School), New England Baptist Hospital (Tufts University Medical School) en Beth Israel Deaconess Medical Center (Harvard Medical School).

Na het lezen van haar boek greep ik mijn kans om met Huddleston persoonlijk te trainen. Ik geef nu privéworkshops in San Diego op basis van de methoden en het onderzoek uit haar boek. Dit programma van één uur helpt mensen uit de omgeving van San Diego die op het punt staan geopereerd te worden om persoonlijke, positieve gedachten te gebruiken om hun angst te bedwingen.

Ik weet hoeveel angst en onzekerheid een operatie kan opwekken. Investeer een uur van je tijd om te leren hoe je gebruik maakt van positieve gedachten en de rol die familie, vrienden en je chirurgische team spelen bij het bespoedigen van je herstel van plastische, orthopedische of reconstructieve ingrepen.

BELANGRIJK PUNT: Als je je na een operatie plotseling angstig voelt en buiten adem raakt, ga dan ONMIDDELIJK naar de eerste hulp en neem contact op met je chirurg. Dit kunnen symptomen zijn van een longembolie.

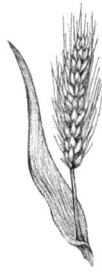

HOOFDSTUK 14

MANUELE LYMFATISCHE DRAINAGE NA LIPOSUCTIE

Wat kun je verwachten na lymfatische drainage-massage?

Dit zijn de tips die ik mijn cliënten meegeef na hun massage:

Ik heb eerst je buik en nek gemasseerd om je lymfatische systeem te stimuleren en de doorstroming versnellen. Daarna masseerde in de lymfeknopen in je oksels of liezen, afhankelijk van welke dichterbij je zwelling liggen. Daarna gebruikte ik zachte, rekkende bewegingen om de lymfestroom weg van het gezwollen gebied en naar het lymfesysteem toe te stimuleren, zodat de vloeistof terug kon vloeien naar het hart. Het lymfatisch systeem zal hard blijven werken om de zwelling zo goed als mogelijk op te ruimen gedurende de periode na de massage. Doe zo snel mogelijk na de massage je compressiekleding weer aan. Ontspanning en het omhoog leggen van de gezwollen lichaamsdelen kan eveneens de lymfatische doorstroom bevorderen.

Drink ook genoeg water! Water is essentieel voor het lichaam. Minder water drinken zal zwelling NIET doen verminderen.

Het kan voorkomen dat je meer moet plassen terwijl je lichaam de zwelling opruimt en dat obstipatie afneemt als gevolg van de diepe abdominale massage.

Net als de andere tips die ik in dit boek heb gedeeld is massage geen snelle oplossing. De zwelling zal niet compleet verdwenen zijn na één sessie.

Maak kennis met Michelle Kohn

Zo gaat Michelle Kohn om met haar lipoedeem.

Hoe voelt het om lipoedeem te hebben?

Fysiek gezien voelt lipoedeem als een constante belasting. Ik heb altijd pijn en zwelling in mijn benen, vooral mijn kuiten en enkels. Na 35 jaar heeft het zijn tol geëist op mijn knieën en heupen. Sinds een paar jaar kan ik ook steeds minder goed lopen.

Hoe reageerden je familie en vrienden op je diagnose? Hoe steunden ze je?

Psychologisch voelt lipoedeem als een wrede grap. Het is niet levensbedreigend, behalve de depressie die je erdoor kunt ontwikkelen, maar het feit dat het zo weinig gediagnosticeerd wordt zorgt ervoor dat je je ongehoord en soms bijna gek voelt. Wanneer je weet dat je alles doet als het gaat om gezond eten en sporten en je dokters toch zeggen dat je niet genoeg doet, heeft dit negatieve gevolgen voor je mentale welzijn. Bovendien krijg je geen uitleg waarom je steeds meer aankomt op bepaalde plekken. Ook de zwelling is niet goed te verklaren. Ik heb geleerd dat wanneer een dokter niet weet wat er aan de hand is, ze snel de neiging hebben de patiënt de schuld te geven.

Mijn familie was opgelucht toen ze hoorden dat ik lipoedeem had en dat dit een bestaande diagnose is. Helaas had mijn moeder weinig begrip voor mijn problemen met mijn gewicht toen ik jong was. Ze vroeger was model, en schaamde zich ervoor dat haar dochter zo uit proportie was.

Vanaf dat ik een jaar of tien oud was, leefde ik in een cyclus van diëten. Toen mijn moeder hoorde over mijn diagnose voelde ze zich natuurlijk erg schuldig. Vooral omdat ze het grootste deel van haar leven een medisch beroep had uitgeoefend. Over het algemeen steunde mijn familie me enorm in de levensstijlaanpassingen die ik moest maken, waaronder mijn besluit om een operatie te ondergaan.

Hoe behandel je je lipoedeem?

Ik behandel mijn lipoedeem met yoga, meditatie, water, oefeningen wanneer dat lukt en manuele lymfatische drainage-therapie.

Er zijn weinig goede chirurgen in Amerika. Michelle woont in North Carolina en reisde af naar Beverly Hills om liposuctie te krijgen van Dr. Amron. Ze ontving na haar operatie lymfatische drainage bij gecertificeerd lymfoedeemtherapeut Ingrid Marsten in Los Angeles en van mij in San Diego. Terug in North Carolina ging ze naar massagetherapeut Ruby Nachom in Greensboro, North Carolina.

CONCLUSIE

Ik hoop dat deze tips je helpen de negatieve effecten van lipoedeem te verminderen. Ik geloof dat naast de ideeën en tips in dit boek vooral JOUW aantekeningen en opgeschreven gedachten jou en je naasten zullen helpen in de omgang met lipoedeem. Ik hoop dat je schrijft in de kantlijnen, deelt wat wel en niet werkte voor jou en dit boek goed bewaart, zodat op een dag je kinderen, kleinkinderen en neefjes en nichtjes profijt kunnen hebben van jouw kennis.

E-mail me als je vragen of tips hebt op LipedemaTreatmentGuide@gmail.com en deel dit boek met vrienden of familieleden die ook lipoedeem hebben.

BIBLIOGRAFIE

6 Best Fixes for Pain and Swelling in Your Feet and Ankles. (2016, July 19). Geraadpleegd van https://health.clevelandclinic. org/2016/06/6-best-ways-relieve-swollen-feet-ankles-home/

Adams, K. (1999) Introduction. Geraadpleegd van https://journaltherapy.com/get-training/short-program-journal-to-the-self/ journal-to-the-self/journal-writing-history/

Albertson E, Neff, K., & Dill-Shackleford, K. (2014). Self-Compassion and Body Dissatisfaction in Women: A Randomized Controlled Trial of a Brief Meditation Intervention. Mindfulness. 6.10.1007/s12671-014-0277-3. Geraadpleegd van https://www. researchgate.net/publication/259941167_Self-Compassion_ and_Body_Dissatisfaction_in_Women_A_Randomized_ Controlled_Trial_of_a_Brief_Meditation_Intervention

Allen, E. V., and Hines, E. A., Jr. Lipedema of the legs: a syndrome characterized by fat legs and orthostatic edema, Proc. Staff Meet., Mayo Clin. 15: 184-187, 1940. Geraadpleegd van http:// lipedemaproject.org/mayo-clinic-staff-meetings-vascular-clinics-x-lipedema/

Anwar, Y. (2 februari 2015). Add nature, art and religion to life's best anti-inflammatories. Geraadpleegd van http://news.berkeley.edu/2015/02/02/anti-inflammatory/

Armour, P. [Lipadema Alberta]. (4 januari 2018). Lipedema Alberta - Lipedema 101 - Not all Fat is Created Equal with Polly Armour. [Video]. Geraadpleegd van https://youtu.be/7VL0kEjlYM8

Bacon L., Stern J., D Van Loan M., & Keim N. (2005). Size Acceptance and Intuitive Eating Improve Health for Obese, Female Chronic Dieters. Journal of the American Dietetic Association. 105. 929-36. 10.1016/j.jada.2005.03.011. Geraadpleegd van https://naldc.nal.usda.gov/download/8478/PDF?hc_location=ufi

Baker, J. (2018). Landwhale: On turning insults into nicknames, why body image is hard, and how diets can kiss my ass. New York: Seal Press.

Benatti F, Solis M, Artioli G, Montag E, Painelli V, Saito F, Baptista L, Costa LA, Neves R, Seelaender M, Ferriolli E, Pfrimer K, Lima F, Roschel H, Gualano B, Lancha A Jr. (2012). Liposuction Induces a Compensatory Increase of Visceral Fat Which Is Effectively Counteracted by Physical Activity: A Randomized Trial, The Journal of Clinical Endocrinology & Metabolism, Volume 97, Uitgave 7, 1 juli 2012, Pages 2388–2395, https://doi.org/10.1210/jc.2012-1012.

Bennett, M. P., & Lengacher, C. (2009). Humor and Laughter May Influence Health IV. Humor and Immune Function.

Evidence-Based Complementary and Alternative Medicine : eCAM, 6(2), 159–164. http://doi.org/10.1093/ecam/nem149 Geraadpleegd van https://www.ncbi.nlm.nih.gov/pmc/articles/PMC2686627/

Bergland, C. (6 juli 2016). Vagus Nerve Stimulation Dramatically Reduces Inflammation. Geraadpleegd van https://www.psychologytoday.com/blog/the-athletes-way/201607/vagus-nerve-stimulation-dramatically-reduces-inflammation

Bertsch, T. (2015). Obesity-related Lymphedema.

Biofeedback (2018) Geraadpleegd van https://www.mayoclinic.org/tests-procedures/biofeedback/about/pac-20384664

Bordoni, B., & Zanier, E. (2014). Skin, fascias, and scars: symptoms and systemic connections. Journal of Multidisciplinary Healthcare, 7, 11–24. http://doi.org/10.2147/JMDH.S52870 Geraadpleegd van https://www.ncbi.nlm.nih.gov/pmc/articles/PMC3883554/

Bowman, K. (2012 Feb. 20). Hypermobility. Geraadpleegd van https://nutritiousmovement.com/hypermobility/

Brach, T. (2016, Jan. 13) Feeling Overwhelmed? Remember "RAIN" Four steps to stop being so hard on ourselves. Geraadpleegd van https://www.mindful.org/tara-brach-rain-mindfulness-practice/

Brach, T. (2018, Jan. 23). When the News Makes Us Miserable: Remembering a Fuller Presence and Larger Truth. Geraadpleegd van https://www.tarabrach.com/news-makes-us-miserable/

Brea, J. (Director). (2017). Unrest [Video]. USA: Shella Films. Geraadpleegd van https://www.netflix.com/watch/80168300

Butera, C. (2018, March 7). Medical Symptoms That Medicine Can't Hear: A Conversation With Maya Dusenbery. Geraadpleegd van https://psmag.com/social-justice/medical-symptoms-that-medi-cine-cant-hear

Campos, P. F. (2004). The obesity myth: Why America's obsession with weight is hazardous to your health. New York: Gotham Books.

Canning C. & Bartholomew J. (2017 Nov. 16) Lipedema. Vascular Medicine Vol 23, Issue 1, pp. 88 - 90 https://doi.org/10.1177/1358863X17739698. Geraadpleegd van http://journals.sagepub.com/doi/10.1177/1358863X17739698

Cardone, M. (2015, May 16). Report on Lipoedema. Geraadpleegd van https://www.italf.org/en/report-on-lipoedema

Crescenzi, R (2018, June 6). MRI Tools to Diagnose and Evaluate Mechanisms of Lipedema. Geraadpleegd van https://youtu.be/R_7EIUO103w

David, S. (2017, November) The gift and power of emotional courage. Geraadpleegd van https://www.ted.com/talks/susan_david_the_gift_and_power_of_emotional_courage

Dayan, E., Kim, J.N., Smith M.L., Seo, C. A., Damstra, R.J., Schmeller, W. Frambach, Y., Carmody, M.A. Foldi, E., & Rockson,

S. G., (2017). Lipedema: An overview for clinicians. Boston MA: Lipedema Simplified Publications, The Friedman Center for Lymphedema Research and Treatment at The Center for Advanced Medicine at Northwell Health in samenwerking met Lymphatic Education & Research Network (LE&RN).

DePatie, J. L. (2011). The fat chick works out! Fitness that's fun and feasible for folks of all ages, shapes, sizes, and abilities. Los Angeles, CA: Real Big Books.

DeSalvo, L. A. (2000). Writing as a way of healing how telling our stories transforms our lives. Boston: Beacon Press.

Dudek, J.E., Białaszek, W. & Ostaszewski, P. (2015). Quality of life in women with lipoedema: a contextual behavioral approach. Qual Life Res (2015) 25: 401. https://doi.org/10.1007/s11136-015-1080-x Geraadpleegd van https://www.researchgate.net/profile/Wojciech_Bialaszek/publication/280536237_Quality_of_life_in_women_with_lipoedema_a_contextual_behavioral_approach/links/56bb721108ae47fa39569e5f/Quality-of-life-in-women-with-lipoedema-a-contextual-behavioral-approach.pdf

Eberhardt, R. & Raffetto, J. (2014). Chronic venous insufficiency. Circulation. DOI: http://circ.ahajournals.org/content/130/4/333

Ehrlich, C., Iker, E., & Herbst, K. L. (2016). Lymphedema and lipedema nutrition guide: Foods, vitamins, minerals, and supplements. San Francisco, CA: Lymph Notes.

Evans, C, Fowkes, F,, Ruckley, C., & Lee, A. (1999). Prevalence of varicose veins and chronic venous insufficiency in men and women in the general population: Edinburgh Vein Study. Journal of Epidemial Community Health 1999; 53:149–153. Geraadpleegd van https://www.ncbi.nlm.nih.gov/pmc/articles/PMC1756838/pdf/v053p00149.pdf

Exercise. (n.d.). Geraadpleegd van https://www.fatdisorders.org/exercise

Farrell, A. E. (2011). Fat shame: stigma and the fat body in American culture. New York, NY: New York University Press.

Fetzer, A. (2016). Specialist approaches to managing lipoedema. British journal of community nursing. 21. S30-S35. 10.12968/bjcn.2016.21.Sup4.S30

Fetzer A. & Fetzer S. (2016). Lipoedema UK Big Survey 2014 Research Report. Lipoedema UK. Geraadpleegd van http://www.lipoedema.co.uk/wp-content/uploads/2016/04/UK-Big-Surey-version-web.pdf

Fetzer A. & Wise C. (2015). Living with lipoedema: reviewing different self-management techniques. British Journal of Community Nursing . Oct. 2015, Vol. 20 Issue Sup10, pS14-S19. 5p.doi: 10.12968/bjcn.2015.20.Sup10.S14.

Forner-Cordero I, Szolnoky G, Forner-Cordero A, Kemény L. (2012). Lipedema: an overview of its clinical manifestations, diagnosis and treatment of the disproportional fatty deposition syndrome—systematic review. Clinical Obesity. 2012 Jun;2(3-4):86-95. DOI: 10.1111/j.1758-8111.2012.00045.x. Geraadpleegd van http://lipedema.eu/zslnokycordero.pdf

Gach, M. R., & Henning, B. A. (2004). Acupressure for emotional healing: a self-care guide for trauma, stress & common emotional imbalances. New York: Bantam Books.

Gardner, B., Lally, P., & Wardle, J. (2012). Making health habitual: the psychology of "habit-formation" and general practice. The British Journal of General Practice, 62(605), 664–666. http://doi.org/10.3399/bjgp12X659466 Geraadpleegd van https://www.ncbi.nlm.nih.gov/pmc/articles/PMC3505409/

Godoy, J., & Barufi S. & Godoy, M. (2013). Lipedema: Is Aesthetic Cellulite an Aggravating Factor for Limb Perimeter? Journal of Cutaneous and Aesthetic Surgery. 6. 167. 10.4103/0974-2077.118431. Geraadpleegd van https://www.researchgate.net/publication/305601748_Lipedema_Is_Aesthetic_Cellulite_an_Aggravating_Factor_for_Limb_Perimeter

Godoy, J. & Godoy, M. (2011). Treatment of cellulite based on the hypothesis of a novel physiopathology. Clinical, Cosmetic and Investigational Dermatology. 4. 55-59. 10.2147/CCID.S20363. Geraadpleegd van https://www.researchgate.net/publication/305596985_Treatment_of_cellulite_based_on_the_hypothesis_of_a_novel_physiopathology

Hall, S. [Lipadema Alberta]. (4 januari 2018). Welcome to Lipedema Alberta -Lipedema 101—Not all Fat is Created Equal [Video]. Geraadpleegd van https://youtu.be/JyyliO8L0jc

Hanson, R. (8 oktober 2013). Hardwiring Happiness: The New Brain Science of Contentment, Calm, and Confidence.

Hanson, R. (22 oktober 2017). It's Possible to Heal Yourself. Geraadpleegd van http://www.rickhanson.net/possible-heal/

Harrison P (5 mei 2011) Forgiveness Can Improve Immune Function. Geraadpleegd van https://www.medscape.com/vie-warti-cle/742198

Henke, P. (z.d.) Chronic Venous Insufficiency. Geraadpleegd van https://vascular.org/patient-resources/vascular-conditions/chronic-venous-insufficiency

Herbst, K. (z.d.a). Medicine and Supplements for People with Lipedema and Dercum's Disease (DD)*. Geraadpleegd van http://treat.medicine.arizona.edu/sites/treat.medicine.arizona.edu/files/medicine-and-supplements-handout-fdrs-2016_without_color.pdf

Herbst, K. (z.d.b). Dercum's Disease White Paper. Geraadpleegd van http://www.lipomadoc.org/uploads/5/0/4/8/5048532/dd_white_paper.pdf

Herbst, K. (z.d.c) Lipedema and Obesity. Geraadpleegd van http://www.obesityaction.org/wp-content/uploads/Lipedema_and_Obesity_online.pdf

Herbst, K. (2010). Pilot study: rapidly cycling hypobaric pressure improves pain after 5 days in adiposis dolorosa. JPR, 147.

http://dx.doi.org/10.2147/jpr.s12351 Geraadpleegd van http://
lipedemaproject.org/wp-content/uploads/2016/02/2010_
Herbst_Pilot-Study-Rapidly-Cycling-Hypobaric-Pressure-
Improves-Pain-After-5-Days-in-Adiposis-Dolorosa.pdf

Herbst K. (3 februari 2012). Rare adipose disorders (RADs) masquerading as obesity. Acta Pharmacologica Sinica volume 33,
pagina's 155–172 (2012). doi:10.1038/aps.2011.153 Geraadpleegd
van https://www.nature.com/articles/aps2011153#bib112

Herbst, K. [Fat Disorders Research Society]. (30 mei 2016).
Should I Get Surgery? #FDRS2016 [Video]. Geraadpleegd van
https://youtu.be/SKrteVQcDp0

Herbst K. (mei 2017) Diagnosis and Treatment of Lipedema
and Dercum's Disease. Presentatie tijdens het 2017 Klose
Lymphedema Conference. Denver, Colorado, Verenigde Staten

Herbst K, Mirkovskaya L, Bharhagava A, Chava Y,Te, C. (2015).
Lipedema Fat and Signs and Symptoms of Illness, Increase
with Advancing Stage. Archives of Medicine 2015;7:1-8.
Geraadpleegd van http://www.archivesofmedicine.com/
medicine/lipedema-fat-and-signs-and-symptoms-of-illness-in-
crease-with-advancing-stage.pdf

How Kinesiology Tape Helps with Lymphatic Drainage,
(2018). Geraadpleegd van https://www.theratape.com/
education-center/kinesiology-taping-news/2490-how-kinesio-
logy-tape-helps-with-lymphatic-drainage/

How to Spread Body Positivity in Your Community. (z.d.) Geraadpleegd van http://proud2bme.org/sites/default/files/Proud2BmeOn_Campus_Activity_Guide.pdf

Huttunen P, Kokko L, Ylijukuri V. Winter swimming improves general well-being. Int J Circumpolar Health. 2004;63:140–4. Geraadpleegd van https://www.ncbi.nlm.nih.gov/pub-med/15253480

Inacio, M., Kritz-Silverstein, D., Raman, R., Macera, C., Nichols, J., Shaffer, R., & Fithian, D. (2013). The Impact of Pre-Operative Weight Loss on Incidence of Surgical Site Infection and Readmission Rates After Total Joint Arthroplasty. The Journal of Arthroplasty. 29. 10.1016/j.arth.2013.07.030. Geraadpleegd van https://www.researchgate.net/publication/256480113_The_Impact_of_Pre-Operative_Weight_Loss_on_Incidence_of_Surgical_Site_Infection_and_Readmission_Rates_After_Total_Joint_Arthroplasty

Instrument Assisted Soft Tissue Mobilization. (7 juni 2010). Physiopedia,. Geraadpleegd van https://www.physio-pedia.com/index.php?title=Instrument_Assisted_Soft_Tissue_Mobilization&oldid=174765

Jagtman, BA & P Kuiper, J & Brakkee, AJ. (1984). Measurements of skin elasticity in patients with lipedema of the Moncorps "rusticanus" type. Phlébologie. 37. 315-9. Geraadpleegd van https://www.researchgate.net/publication/16702574_Measurements_of_skin_elasticity_in_patients_with_lipedema_of_the_Moncorps_rusticanus_type

Janssen, I., Craig, W. M., Boyce, W., & Pickett, W. (2004). Associations Between Overweight and Obesity With Bullying Behaviors in School-Aged Children. Pediatrics 113 (5) 1187-1194; DOI: 10.1542/peds.113.5.1187

Juberg, M., Jerger, K. K., Allen, K. D., Dmitrieva, N. O., Keever, T., & Perlman, A. I. (2015). Pilot Study of Massage in Veterans with Knee Osteoarthritis. Journal of Alternative and Complementary Medicine, 21(6), 333–338. http://doi.org/10.1089/acm.2014.0254 Geraadpleegd van https://www.ncbi.nlm.nih.gov/pmc/articles/PMC4485373/

Kite, L. (3 augustus 2016) Are Body Positivity and Fitness Compatible? Geraadpleegd van https://beautyredefined.org/body-positive-fitness/

Kok, B.E., Coffey, K.A., Cohn, M.A., Catalino, L.I., Vacharkulksemsuk, T., Algoe, S. Brantley M, Fredrickson, B. L. (2013). How positive emotions build physical health: Perceived positive social connections account for the upward spiral between positive emotions and vagal tone. Psychological Science, 24, 1123–1132. (Original DOI: 10.1177/0956797612470827) Geraadpleegd van http://www.bethanykok.com/Publications/koketal_psysci.pdf

Kuppusamy, M., Kamaldeen, D., Pitani, R., & Amaldas, J. (2016). Immediate Effects of Bhramari Pranayama on Resting Cardiovascular Parameters in Healthy Adolescents. Journal of Clinical and Diagnostic Research : JCDR, 10(5), CC17–CC19. http://doi.org/10.7860/JCDR/2016/19202.7894. Geraadpleegd van https://www.ncbi.nlm.nih.gov/pmc/articles/PMC4948385

Langendoen, S., Habbema, L., Nijsten, T., & Neumann, H. (2009). Lipoedema: from clinical presentation to therapy. A review of the literature. British Journal Of Dermatology, 161(5), 980-986. http://dx.doi.org/10.1111/j.1365-2133.2009.09413.x Geraadpleegd van http://lipedemaproject.org/lipoedema-from-clinical-presen-ta-tion-to-therapy-a-review/

Lauche R, Langhorst J, Dobos, G. (2013). A systematic review and meta-analysis of Tai Chi for osteoarthritis of the knee. Complement Ther Med 2013;21:396-406.

Liposuction (z.d.) Geraadpleegd van https://www.fatdisorders.org/liposuction/

Lisson, K. (2017). Swollen, Bloated and Puffy: A manual lympha-tic drainage therapist's guide to reducing swelling in the face and body. CreateSpace.

Lontok E., Briggs L., Donlan M., Kim Y., Mosley E., Riley E., Stevens, M. (2017). Lipedema: A Giving Smarter Guide. Milken Institute. Geraadpleegd van http://www.milkeninstitute.org/publications/view/846

Madelung's Disease (2005). Geraadpleegd van https://rarediseases.org/rare-diseases/madelungs-disease/

Mann, T., Tomiyama, A. J., Westling, E., Lew, A.-M., Samuels, B., & Chatman, J. (2007). Medicare's search for effective obesity treatments: Diets are not the answer. American Psychologist, 62(3), 220-233. http://dx.doi.org/10.1037/0003-066X.62.3.220

Mason H, Vandoni M, deBarbieri G, Codrons E, Ugargol V, & Bernardi L, "Cardiovascular and Respiratory Effect of Yogic Slow Breathing in the Yoga Beginner: What Is the Best Approach?," Evidence-Based Complementary and Alternative Medicine, vol. 2013, Article ID 743504, 7 pagina's, 2013. doi:10.1155/2013/743504. Geraadpleegd van https://www.hindawi.com/journals/ecam/2013/743504/

Matheson, E.M., King, D.E. & Everett, C.J. (2012). Healthy lifestyle habits and mortality in overweight and obese individuals. J Am Board Fam Med 2012;25:9–15. Geraadpleegd van http://www.jabfm.org/content/25/1/9.full.pdf+html

Mechanical Lymphatic Therapy with the RAGodoy® apparatus-Limbs (2017) Geraadpleegd van http://en.drenagemlinfatica.com.br/apparatuses/mechanical-lymphatic-therapy-with-the-ragodoy-apparatus-limbs

Michelini, S., Cardone, M., Failla, A., Moneta, G., Fiorentino, A., & Cappellino, F. (2010). Treatment of geriatrics lymphedema with shockwave therapy. BMC Geriatrics, 10(Suppl 1), A105. http://doi.org/10.1186/1471-2318-10-S1-A105 Geraadpleegd van https://www.ncbi.nlm.nih.gov/pmc/articles/PMC3290142/pdf/1471-2318-10-S1-A105.pdf

Mineo L. (11 april 2017). Good genes are nice, but joy is better. Geraadpleegd van https://news.harvard.edu/gazette/story/2017/04/over-nearly-80-years-harvard-study-has-been-showing-how-to-live-a-healthy-and-happy-life/

Miserandino, C (z.d.) The Spoon Theory. Geraadpleegd van https://butyoudontlooksick.com/articles/written-by-christine/the-spoon-theory/

Mojay, G. (2005). Aromatherapy for healing the spirit: a guide to restoring emotional and mental balance through essential oils. London: Gaia.

Morton, R.H. (2007). Contrast water immersion hastens plasma lactate decrease after intense anaerobic exercise. J Sci Med Sport. 2007;10:467–70. Geraadpleegd van https://www.researchgate.net/publication/6678757_Contrast_water_immersion_hastens_plasma_lactate_decrease_after_intense_anaerobic_exercise

Mullington, J. M., Simpson, N. S., Meier-Ewert, H. K., & Haack, M. (2010). Sleep Loss and Inflammation. Best Practice & Research. Clinical Endocrinology & Metabolism, 24(5), 775–784. http://doi.org/10.1016/j.beem.2010.08.014 Geraadpleegd van https://www.ncbi.nlm.nih.gov/pmc/articles/PMC3548567/pdf/nihms251277.pdf

Munnoch A., Teo, I. & Coulborn, A. (2016). Use of the HIVAMAT 200 with manual lymphatic drainage in the management of lower-limb lymphedema and lipoedema. Journal of Lymphoedema. 11. 49. Geraadpleegd van https://www.researchgate.net/publication/305114357_Use_of_the_HIVAMAT_200_with_manual_lymphatic_drainage_in_the_management_of_lower-limb_lymphedema_and_lipoedema

Myers, T. (18 januari 2018). What You Need To Know About Fascia. Geraadpleegd van https://www.yogajournal.com/teach/what-you-need-to-know-about-fascia

Nelson, C.L., Elkassabany, N.M., Kamath, A.F., Liu, J. (2015). Low albumin levels, more than morbid obesity, are associated with complications after TKA. Clin Orthop Relat Res 2015;473(10):3163-3172. Geraadpleegd van https://www.ncbi.nlm.nih.gov/pmc/articles/PMC4562939/pdf/11999_2015_Article_4384.pdf

Nesbitt, M. (z.d.) How to Choose a Fat-friendly Doctor and other Medical Suggestions. Geraadpleegd van http://cat-and-dragon.com/stef/fat/nesbitt.html

Pennebaker, J. & Beall, S. (1986). Confronting a Traumatic Event. Toward an Understanding of Inhibition and Disease. Journal of abnormal psychology. 95. 274-81.10.1037//0021-843X.95.3.274. Geraadpleegd van https://www.researchgate.net/publication/19415586_Confronting_a_Traumatic_Event_Toward_an_Understanding_of_Inhibition_and_Disease

Perlman, A. I., Ali, A., Njike, V. Y., Hom, D., Davidi, A., Gould-Fogerite, S., Katz, D. L. (2012). Massage Therapy for Osteoarthritis of the Knee: A Randomized Dose-Finding Trial. PLoS ONE, 7(2), e30248. http://doi.org/10.1371/journal.pone.0030248 Geraadpleegd van https://www.ncbi.nlm.nih.gov/pmc/articles/PMC3275589/

Poor Sleep Quality Increases Inflammation, Community Study Finds. (15 november 2010). Retrieved at http://shared.web.

emory.edu/whsc/news/releases/2010/11/poor-sleep-quality-increases-inflammation-study-finds.html

Reich-Schupke, S., Altmeyer, P., & Stucker, M. (2012). Thick legs – not always lipedema. JDDG: Journal Der Deutschen Dermatologischen Gesellschaft, 11(3), 225-233. http://dx.doi.org/10.1111/ddg.12024 Geraadpleegd van http://onlinelibrary.wiley.com/doi/10.1111/ddg.12024/epdf

Rhodes, R. (2017 April-May). The Healing Power of Therapeutic Writing. Geraadpleegd van https://secure.igliving.com/magazine/articles/IGL_2017-04_AR_The-Healing-Properties-of-Therapeutic-Writing.pdf

Robinson, E., Haynes, A., Sutin, A.R. & Daly, M. (2017) Telling people they are overweight: helpful, harmful or beside the point? International Journal of Obesity (2017) 41, 1160–1161; doi:10.1038/ijo.2017.85 Geraadpleegd van https://www.nature.com/articles/ijo201785.pdf

Rothblum, E. D., & Solovay, S. (2009). The fat studies reader. New York: New York University Press.

Rubin, G. (z.d.). About the Framework. Geraadpleegd 3 januari 2018, van https://gretchenrubin.com/books/the-four-tendencies/intro/

Rubin, G (10 oktober 2012). Back by Popular Demand: Are You an Abstainer or a Moderator? Geraadpleegd van https://gretchenrubin.com/2012/10/back-by-popular-demand-are-you-an-abstainer-or-a-moderator/

Schawbel, D. (2017, September 12). Gretchen Rubin: How To Use The Four Tendencies To Improve Our Lives. Geraadpleegd van https://www.forbes.com/sites/danschawbel/2017/09/12/gretchen-rubin-how-to-use-the-four-tendencies-to-improve-our-lives/#481826366d2b

Siems, W., Grune, T., Voss, P., Brenke, R. (2005). Anti-fibrosclerotic effects of shock wave therapy in lipedema and cellulite. Biofactors 2005; 24: 275–82. Geraadpleegd van http://onlinelibrary.wiley.com/doi/10.1002/biof.5520240132/abstract

Sleep Medicine Center (z.d.). Geraadpleegd van https://health.ucsd.edu/specialties/sleep/Pages/default.aspx

Stutz, J. [Fat Disorders Research Society]. (30 mei 2016). Lipedema can be Life-Threatening #FDRS2016 [Video]. Geraadpleegd van https://youtu.be/p099mQyjXIQ

Stutz, J. [Lipadema Alberta]. (4 januari 2018). Dr Stutz - Lipedema 101 - Not All Fat is Created Equal [Video]. Geraadpleegd van https://youtu.be/_80XD_sXF-4

Sutin, A.R., Stephan, Y., Grzywacz, J.G., Robinson, E., Daly, M., & Terracciano, A. (2016). Perceived Weight Discrimination, Changes in Health, and Daily Stressors. Obesity (Silver Spring, Md.), 24(10), 2202–2209. http://doi.org/10.1002/oby.21598 Geraadpleegd van https://www.ncbi.nlm.nih.gov/pmc/articles/PMC5301307/

Sutin, A.R., Stephan, Y., & Terracciano, A. (2015). Weight Discrimination and Risk of Mortality. Psychological Science,

26(11), 1803–1811. http://doi.org/10.1177/0956797615601103 Geraadpleegd van https://www.ncbi.nlm.nih.gov/pmc/articles/PMC4636946/

Swami V. (2016). Illustrating the body: Cross-sectional and prospective investigations of the impact of life drawing sessions on body image. Psychiatry Research, Volume 235, 2016, Pagina's 128-132, ISSN 0165-1781, https://doi.org/10.1016/j.psychres.2015.11.034

Swami V., Barron D., Furnham A., (2018). Exposure to natural environments, and photographs of natural environments, promotes more positive body image. Body Image, Volume 24, 2018, Pagina's 82-94, ISSN 1740-1445, https://doi.org/10.1016/j.bodyim.2017.12.006. Geraadpleegd van http://www.sciencedirect.com/science/article/pii/S1740144517304321?via%3Dihub

Szalavitz, M (9 mei 2013). The Biology of Kindness: How It Makes Us Happier and Healthier. Geraadpleegd van http://healthland.time.com/2013/05/09/why-kindness-can-make-us-happier-healthier/?iid=hl-main-lead

The New Our bodies, Ourselves: A Book by and for Women. (1992). New York: Simon & Schuster.

Toole, A. & Craighead, L. (2016). Brief self-compassion meditation training for body image distress in young adult women. Body Image. 19. 104-112. 10.1016/j.bodyim.2016.09.001. Geraadpleegd van http://self-compassion.org/wp-content/uploads/2017/01/Toole2016.pdf

Treatment for Lipedema (z.d.). Geraadpleegd van http://lipedemaproject.org/treatment-for-lipedema/

Treatments and Therapies (z.d.). Retrieved http://treat.medicine.arizona.edu/treatments-therapies

Vander Linden, B. (1 februari 2015). Compression Stocking Tip #3: The "Four P's" of Choosing a Compression Stocking Dealer. Geraadpleegd van https://lymphedemadiary.com/2015/02/01/compression-stocking-tip-3-the-four-ps-of-choosing-a-compression-stocking-dealer/

van Esch-Smeenge, J., Damstra, R. & Hendrickx, A. (2017). Muscle strength and functional exercise capacity in patients with lipoedema and obesity: a comparative study. Geraadpleegd van http://lymphoedemaeducation.com.au/resources/muscle-strength-functional-exercise-capacity-patients-lipoedema-obesity-comparative-study/

van Geest, A.J., Esten, S.C.A.M., Cambier, J.P.R.A. et al. Lymphatic disturbances in lipoedema. Phlebologie. 2003;32:138–142. Geraadpleegd van https://www.researchgate.net/publication/289482868_Lymphatic_disturbances_in_lipoedema

Vickhoff, B., Malmgren, H., Åström, R., Nyberg, G., Ekström, S.R., Engwall, M., Snygg J., Nilsson M., Jörnsten, R. (2013). Music structure determines heart rate variability of singers. Frontiers in Psychology, 4, 334. http://doi.org/10.3389/fpsyg.2013.00334 Geraadpleegd van https://www.ncbi.nlm.nih.gov/pmc/articles/PMC3705176/

Warren Peled, A., & Kappos, E. A. (2016). Lipedema: diagnostic and management challenges. International Journal of Women's Health, 8, 389–395. http://doi.org/10.2147/IJWH.S106227 Geraadpleegd van https://www.ncbi.nlm.nih.gov/pmc/articles/PMC4986968/

Weinberg, M., Hammond, T. & Cummins, R. (2014). The impact of laughter yoga on subjective well-being: A pilot study. European Journal of Humour Research. 1. 25-34. 10.7592/EJHR2013.1.4.weinberg. Geraadpleegd van https://www.researchgate.net/publication/262535370_The_impact_of_laughter_yoga_on_subjective_well-being_A_pilot_study

What are the Ehlers-Danlos Syndromes? (z.d.). Geraadpleegd van https://www.ehlers-danlos.com/what-is-eds/

Williams, A., MacEwan, I., (2016). Accurate diagnosis and self-care support for women with lipoedema. Practice Nursing 2016 27:7, 325-332. Geraadpleegd van http://eresearch.qmu.ac.uk/4540/2/eResearch%204540.pdf

Winter, W.C. (2017). The Sleep Solution: Why Your Sleep is Broken and How to Fix It. New York: New American Library.

Wollina, U., Heinig, B., & Nowak, A. (2014). Treatment of elderly patients with advanced lipedema: a combination of laser-assisted liposuction, medial thigh lift, and lower partial abdominoplasty. Clinical, Cosmetic and Investigational Dermatology, 7, 35–42. http://doi.org/10.2147/CCID.S56655 Geraadpleegd van https://www.ncbi.nlm.nih.gov/pmc/articles/PMC3904776/

Wounds UK. Best Practice Guidelines: The Management of Lipoedema. London: Wounds UK, 2017. Beschikbaar via www.wounds-uk.com. Geraadpleegd van http://www.lipoedema.co.uk/wp-content/uploads/2017/05/WUK_Lipoedema-BPS_Web.pdf

Xu, Q., Yang, J., Zhu B., Yang L., Wang Y., & Gao X. (2012). "The Effects of Scraping Therapy on Local Temperature and Blood Perfusion Volume in Healthy Subjects," Evidence-Based Complementary and Alternative Medicine, vol. 2012, Article ID 490292, 6 pagina's, 2012. https://doi.org/10.1155/2012/490292. Geraadpleegd van https://www.hindawi.com/journals/ecam/2012/490292/

OVER DE AUTEUR

Kathleen Lisson is gecertificeerd voor het geven van therapeutische massages en lichaamsbehandelingen en is tevens gecertificeerd lymfoedeemtherapeut. Ze is oprichter en eigenaar van Solace Massage and Mindfulness, heeft gedoceerd aan het IPSB Massage College in San Diego en is de auteur van Swollen, Bloated and Puffy: A Manual Lymphatic Drainage Therapist's Guide to Reducing Swelling in the Face and Body.

Kathleen heeft een bachelordiploma in massagetherapie, is NHI (Natural Healing Institute of Naturopathy) gecertificeerd aromatherapeut, MMI (McLean Meditation Institute) gecertificeerd meditatie-instructeur en ACE-gecertificeerd personal trainer. Daarnaast is ze gecertificeerd om Peggy Huddleston's workshop "Prepare for Surgery, Heal Faster" te geven. In

2018 was ze spreker op de Fat Disorders Resource Society conferentie en ze heeft de Lymphedema Therapy Advanced and Review Class aan Foldi Clinic in Hinterzarten, Duitsland, afgerond.

Na veertien jaar een drukke baan te hebben gehad in public relations voor de New York State Legislature, begon ze haar tweede carrière als massagetherapeut bij nonprofitorganisatie Adams Avenue Integrative Health, waar ze samenwerkte met natuurgeneeskundigen, acupuncturisten en chiropractors om zorg te bieden aan families in de Normal Heights-buurt in San Diego. Als vrijwilliger gaf ze gratis stoelmassages aan minder bedeelde gemeenschappen in het Tubman-Chavez centrum in City Heights en het East African Cultural Community centrum via de nonprofitorganisatie Alternative Healing Network.

Kathleen heeft meerdere artikelen gepubliceerd in de Elephant Journal en de tiende editie van Labyrinth Pathway. Ze is geciteerd in de november-uitgave van Prevention Magazine (2016) en online in Bustle, Consumer Reports, Massage Magazine, Paper Magazine, Prevention en Runner's World.

Social Media:

http://www.lipedematreatmentguide.com

http://www.solacesandiego.com

https://www.facebook.com/lipedematreatmentguide

https://www.instagram.com/kathleenlisson

https://twitter.com/KathleenLisson

www.ingramcontent.com/pod-product-compliance
Lightning Source LLC
Chambersburg PA
CBHW022101210326
41518CB00039B/359